SUR UNE

TUMEUR OSSEUSE GÉNÉRALISÉE

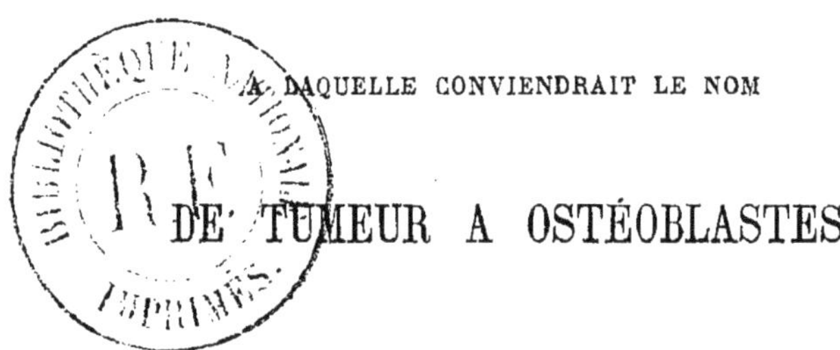

A LAQUELLE CONVIENDRAIT LE NOM

DE TUMEUR A OSTÉOBLASTES

PAR

Le Dr Léon BOUVERET,

Lauréat de l'École de médecine de Lyon (1870).
Interne en médecine des hôpitaux de Paris,
Lauréat des hôpitaux (concours des internes, 1re mention, 1877).

PARIS

A. PARENT, IMPRIMEUR DE LA FACULTÉ DE MÉDECINE

29-31, RUE MONSIEUR-LE-PRINCE, 29-31,

1878

A MON PERE

A M. LE PROFESSEUR ROBIN

A mes maîtres dans les hôpitaux :

M. CUSCO
Chirurgien de l'Hôtel-Dieu.

M. DE SAINT-GERMAIN
Chirurgien de l'hôpital des Enfants-Malades.

M. GALLARD
Médecin de la Pitié.

M. DESNOS
Médecin de la Pitié.

M. LE PROFESSEUR BROCA
Professeur de clinique chirurgicale à l'hôpital des Cliniques.

M. BOURDON
Médecin de la Charité.

A MES AMIS

SUR

UNE TUMEUR OSSEUSE GÉNÉRALISÉE

A LAQUELLE CONVIENDRAIT LE NOM

DE TUMEUR A OSTÉOBLASTES

I.

Pendant mon internat dans le service de M. le Professeur Broca, j'eus l'occasion d'observer un cas très-remarquable de tumeur des parois thoraciques. La tumeur primitive, d'un volume considérable, renfermait de fortes proportions de tissu osseux. Parmi les tumeurs secondaires, d'ailleurs très-nombreuses, quelques-unes semblaient exclusivement composées de tissu compact, comparable au tissu compact de la diaphyse d'un os long. De cartilage nulle trace. Il existe dans les traités d'anatomie pathologique et dans les recueils périodiques, en particulier dans les Bulletins de la Société anatomique, des observations de néoplasmes malins dans lesquelles la tumeur primitive et les tumeurs secondaires contenaient un tissu dur, d'apparence osseuse. La plupart sont décrits sous les noms de chondromes ostéoïdes, sarcomes ossifiants, sarcomes ostéoïdes, tumeurs ostéoïdes. Très-probablement, nous avions affaire à une tumeur de cette nature. Cependant il pouvait bien rester quelque doute : parmi ces diverses tumeurs ossifiantes ou ostéoïdes, aucune ne paraissait clairement répondre aux caractères de la tumeur que nous avions observée. Il était impossible de n'être pas frappé de l'extrême abondance du tissu osseux, de l'état de développement généralement très-avancé de ce tissu, et de l'aspect compact qu'il présentait dans la majeure partie de quelques tumeurs secondaires. D'ailleurs, pour arriver à la détermination exacte de ces productions morbides, une voie toute naturelle était tracée: faire avec tout le soin désirable l'examen histologique du tissu pathologique dans la tumeur primitive et surtout dans les tumeurs secondaires, déterminer par un grand nombre de préparations la forme la plus répandue ou la plus caractéristique de ce tissu, puis reconnaître quel pourrait être, dans l'ordre physiologique, le tissu similaire de ce tissu pathologique. C'est ainsi que je fus conduit à rechercher l'état de nos connaissances sur l'ossification dans le tissu lamineux. J'ai fait aussi sur ce sujet un grand nombre de préparations qui m'ont permis d'établir entre deux tissus l'un normal et l'autre pathologique une comparaison des plus décisives.

M. le professeur Broca a bien voulu m'abandonner cette belle observation. Je prie ce maître éminent d'agréer ici l'expression de toute ma reconnaissance.

II.

Observation. — Lainé, 33 ans, graveur. Peu d'antécédents pathologiques à noter. Le malade aurait eu une pneumonie et une fièvre typhoïde dans sa jeunesse. Enfant, il eut quelques maux d'yeux et d'oreilles, indiquant peut-être une certaine prédisposition à la scrofule. Aujourd'hui, il est pâle, amaigri ; ce sont là sans doute les premières atteintes de la cachexie à laquelle il doit bientôt succomber.

Le début de l'affection qui l'amène à l'hôpital remonte à dix-huit mois environ. Il raconte qu'à cette époque, sa femme lui fit remarquer que son épaule droite devenait plus forte que la gauche. La tuméfaction paraît avoir commencé sur la région latérale droite du thorax, un peu en arrière de la ligne axillaire, près du bord externe de l'omoplate, peut-être même sous l'omoplate. D'ailleurs, le malade donne peu de détails sur cette époque reculée de son mal; ne souffrant pas, nullement gêné dans ses mouvements, il s'inquiétait peu d'une affection qui lui semblait légère. Aussi, il ne sait dire si cette tumeur était d'abord mobile sur les parties profondes, ou bien si, dès le début, elle fut adhérente aux côtes, à la paroi thoracique. Cependant, l'état actuel rend cette dernière hypothèse de beaucoup la plus probable.

L'épaule grossissait graduellement; l'omoplate devenait de plus en plus saillante et se portait en dehors. Au huitième mois seulement, les mouvements du bras droit deviennent difficiles, et bientôt causent de la douleur. La respiration est pénible, surtout après quelques efforts musculaires. Vers cette même époque, le malade remarque que sa grosseur, d'ailleurs toujours diffuse, mal limitée, marche en avant et de plus en plus soulève le moignon de l'épaule. Elle s'avance sous le bord du grand pectoral, vers le sein droit. Dès lors, l'accroissement, qui s'était fait très-lentement, prend des allures rapides et inquiétantes. De plus, d'autres tumeurs paraissent en divers points du corps : d'abord sur la paroi latérale gauche du thorax, en dehors et au-dessous du sein, puis dans le dos, au niveau de l'angle inférieur de l'omoplate gauche, enfin plus récemment au cuir chevelu dans la région temporale.

Cette généralisation commença vers le quatorzième ou quinzième mois à dater du début apparent de la tumeur primitive; une fois développée, elle marche avec activité; la tumeur principale prend un accroissement très-rapide et l'état général devint décidément mauvais. Le travail était impossible. Des douleurs à paroxymes quelquefois très-violents se faisaient sentir dans le côté malade et souvent troublaient le sommeil.

C'est alors que ce malheureux vint pour la première fois à l'hôpital des Cliniques. Je le vis peu de temps après son entrée dans le service, au commencement de janvier 1877. Il présentait l'état suivant:

La région latérale droite du thorax, dans l'étendue des huit premiers espaces intercostaux est occupée par une vaste tumeur, diffuse, à contours mal limités surtout en arrière, et offrant plusieurs lobes développés sur une masse commune. Un premier lobe, du volume d'une grosse orange, soulève la paroi antérieure de l'aisselle et s'étend de la clavicule au mamelon. En bas et en avant, ce premier lobe se continue avec un deuxième, beaucoup plus volumineux, dépassant les dimensions d'une tête de fœtus à terme et qui, parti du mamelon, descend en se dirigeant en dedans vers le sternum, jusqu'au niveau de la neuvième côte, où il se termine assez brusquement.

L'aisselle droite est moins profonde que la gauche : la paroi interne est occupée par une énorme plaque qui, prolongement en dehors des deux gros lobes antérieurs, contourne la paroi latérale pour se répandre sur la paroi postérieure du thorax, sous l'omoplate.

Il est difficile de préciser les limites supérieures de la tumeur. Elle est ici profonde, masquée par le moignon de l'épaule. La clavicule, intacte à ses deux extrémités est probablement intéressée dans sa partie moyenne. L'humérus et l'omoplate sont sains. L'omoplate reste parfaitement mobile sur les parties profondes quoiqu'elle soit fortement repoussée en arrière et au dehors. Sa face postérieure accessible à l'exploitation ne présente rien d'anormal. Les mouvements communiqués au bras et au moignon de l'épaule sont encore assez étendus, mais douloureux.

C'est donc dans la paroi thoracique elle-même, et certainement aux dépens des côtes que s'est développée cette tumeur. Elle est partie des premiers espaces intercostaux et de là s'est répandue sur le reste de la paroi thoracique. En arrière rencontrant la résistance de l'omoplate, elle a refoulé cet os sans l'atteindre, et s'est plus lentement accrue ; mais en avant, libre de toute résistance, elle a pris un développement beaucoup plus considérable et produit ces deux lobes énormes qui surmontent la masse commune. Elle ne contourne point tout à fait le thorax du sternum à la colonne vertébrale, mais s'arrête d'une part à peu près à ligne des articulations chondro-costales, et d'autre part, entre le bord spinal de l'omoplate et la ligne épineuse.

Dans toutes les parties accessibles à l'exploration, le néoplasme offre à peu près les mêmes caractères extérieurs. Parfaitement immobile sur les parties profondes, il fait corps avec la charpente du thorax. La peau garde sa mobilité et les muscles, les pectoraux par exemple, quoique très-probablement envahis dans une certaine étendue jouissent de quelque liberté et peuvent encore fonctionner. La consistance en beaucoup de points, a tout à fait le caractère osseux; ailleurs, elle donne plutôt la sensation de masses cartilagineuses. Nulle part on ne constate de transparence: ce signe fut bien des fois recherché et particulièrement sur les deux gros lobes antérieurs.

L'examen de la cavité thoracique, rendu fort difficile par l'énorme épaississement de la paroi, ne peut pas donner des résultats bien concluants. Ainsi, on constate une matité complète dans les fosses sus et sous-épineuses. Cette matité peut être due seulement à la présence de la tumeur entre le poumon et le doigt qui percute. La même cause peut expliquer l'absence complète du murmure vésiculaire dans les mêmes régions. En sorte qu'il est difficile de savoir si la tumeur, refoulant le poumon, s'est développée sur la face interne comme elle l'a fait sur la face externe; et plus encore de dire s'il existe des noyaux de généralisation dans le parenchyme pulmonaire. Du côté gauche, le son thoracique et le bruit respiratoire sont normaux.

Des tumeurs secondaires ont paru depuis plusieurs mois déjà. La plus ancienne est située sous le sein gauche, un peu en bas et en dehors, grosse à peu près comme un œuf de poule, peu douloureuse au toucher, mobile sur les parties profondes et sans adhérences à la peau. Elle est évidemment indépendante de la charpente thoracique, et très-certainement développée dans le tissu cellulaire sous-cutané. Toutes les autres tumeurs secondaires accessibles à l'exploration présentent des caractères analogues. Une deuxième existe dans la région dorsale près de l'angle inférieur de l'omoplate; une troisième occupe une région lombaire, à droite de la colonne vertébrale; une quatrième et une cinquième ont paru il y a peu de temps au cuir chevelu. De ces deux dernières, l'une dans la région temporale gauche est mobile, mais l'autre, siégeant plus haut et sur la ligne médiane est immobile, adhérente aux os du crâne par une large base.

Y a-t-il des tumeurs secondaires dans les viscères ? Un examen même très-attentif ne permet pas de rien affirmer. Les deux hypochondres ne sont point douloureux. L'urine ne renferme pas d'albumine. L'exploration du poumon gauche donne un résultat négatif. Le cœur bat régulièrement et sans souffle.

L'état général est déjà mauvais. Le malade est pâle, affaibli, sans forces. Il reste habituellement couché. Les fonctions digestives commencent à souffrir; l'appétit est perdu ; de temps en temps se montre la diarrhée. Sentant sa fin prochaine, le malade voulut quitter l'hôpital. Il sortit le 2 février 1877, et nous l'avons ainsi perdu de vue pendant trois mois.

Il rentre dans le service dans les premiers jours

du mois de Mai. Son état s'est considérablement aggravé. La tumeur principale a pris un développement énorme ; le lobe inférieur et antérieur dépasse certainement le volume d'une tête d'adulte : il descend bien près du bord inférieur des côtes. Le lobe supérieur remonte jusqu'à la clavicule sur laquelle il empiète notablement. La tuméfaction axillaire est plus saillante : l'omoplate reste toujours libre sur les parties profondes : mais les mouvements du bras sont beaucoup plus limités et plus douloureux. La simple palpation réveille une vive douleur : aussi le malade redoute-t-il le moindre examen. Les paroxysmes douloureux éclatent surtout pendant la nuit et rendent un sommeil durable et réparateur à peu près impossible.

En arrière, le néoplasme a franchi la colonne vertébrale, et, dans une hauteur correspondante aux troisième, quatrième et cinquième vertèbres dorsales, il pousse un prolongement profond, adhérent au squelette et qu'on peut suivre jusque sous le bord spinal de l'omoplate gauche.

De nouvelles tumeurs secondaires ont paru, deux dans le tissu cellulaire sous-cutané de la paroi abdominale, une autre au cuir chevelu. La tumeur secondaire, constatée au premier examen dans la région temporale, présente maintenant une tendance manifeste à l'ulcération : la peau qui la recouvre est rouge, œdémateuse, ulcérée même en plusieurs points, et partout adhérente aux tissus sous-jacents.

Le malade accuse une vive douleur dans la fosse iliaque gauche : on y sent une tuméfaction diffuse, adhérente à l'os : il est bien probable qu'une tumeur secondaire s'est développée dans l'os iliaque.

La cachexie a fait de grands progrès : c'est bien celle qui appartient aux tumeurs malignes, arrivées aux dernières limites de la période d'infection : teint pâle, jaunâtre de la peau ; affaiblissement extrême, perte complète de l'appétit, diarrhée continue.

La mort arrive vers le milieu du mois de mai, peu de temps après la seconde entrée à l'hôpital.

III

AUTOPSIE

Thorax, cavité thoracique. — Pour étudier plus commodément la tumeur primitive, j'enlève à peu près tout le thorax droit en pratiquant deux sections verticales, l'une sur la ligne médio-sternale, l'autre en arrière, à peu de distance de l'articulation des côtes avec la colonne vertébrale. Cette dernière section, laisse une partie de la tumeur adhérente au rachis et aux extrémités postérieures des côtes gauches. Le tissu constituant cette portion, présente d'ailleurs des caractères tout à fait semblables à ceux du reste de la tumeur thoracique. Les apophyses épineuses sont envahies dans toute leur longueur; mais le canal rachidien reste libre et la moelle intacte. Du reste, pendant la vie, il n'y eut pas de phénomène indiquant une irritation des méninges, ou une compression de la moelle. Les côtes sont malades, infiltrées de tissu pathologique, confondues dans une masse commune; ce sont les deuxième, troisième, quatrième et cinquième côtes gauches.

Le principal développement du néoplasme occupe la moitié droite du thorax. Il consiste en un accroissement énorme de la paroi costale; ou plutôt à la paroi costale, dont, dans une grande étendue, on ne retrouve plus trace, s'est substitué une masse énorme de tissu pathologique: masse qui, développée en dehors forme les deux gros lobes de la paroi thoracique antérieure, et en dedans, rétrécit notablement la cavité pleurale. Il est difficile de donner une idée du volume total de la tumeur primitive; je ne crois pas exagérer en disant qu'elle égale au moins le volume de deux têtes d'adulte.

Pour en faciliter la description, j'ai pratiqué dans la masse deux grandes sections, l'une verticale, l'autre horizontale.

La première est à dix centimètres environ du sternum; elle passe à peu près par le mamelon. On y voit que la tumeur remonte jusqu'à la clavicule qu'elle intéresse. La limite inférieure assez tranchée, correspond à la neuvième côte, respectée, quoique très-voisine. En avant le contour est représenté, par deux lignes courbes, répondant aux deux gros lobes de la paroi thoracique antérieure. Les muscles pectoraux sont aplatis, refoulés, jaunâtres, évidemment graisseux; mais non directement envahis par le tissu pathologique, au moins en ce point. Une couche cellulo-fibreuse, sorte d'enveloppe périphérique, limite la tumeur et la sépare des tissus voisins. Cependant, cette enveloppe fibreuse manque en plusieurs points, plus près du sternum, où l'on voit les faisceaux du grand pectoral dissociés, détruits et pénétrés par l'accroissement du tissu morbide. Donc cette tumeur, maligne au premier chef, se développe, comme les tumeurs de ce genre, non-seulement par accroissement de son tissu propre, mais aussi par envahissement des tissus voisins.

La face postérieure proémine dans la cavité thoracique, dont elle diminue notablement la capacité d'avant en arrière. Elle est tapissée par la plèvre, très-épaissie, distincte néanmoins et dont les deux feuillets sont unis par des adhérences intimes.

Les dimensions sont les suivantes. Hauteur: 26 centimètres. Epaisseur: 18 centimètres au niveau de la partie la plus large.

Sur cette coupe, le tissu pathologique, n'a point partout les mêmes caractères. On peut y distinguer deux zones principales, l'une antérieure, l'autre postérieure; toutes les deux règnent sur toute la hauteur. La postérieure est formée d'un tissu spongieux partout continu, et dont les larges mailles sont remplies d'une moelle rouge et grise. Les trabécules minces de ce tissu ne sont pas très-résistantes : elles se brisent sous le couteau. Ce tissu spongieux s'avance jusque sous la plèvre, remonte jusqu'à la clavicule et descend jusqu'à la neuvième côte. Cette parfaite continuité du tissu osseux pathologique me paraît un fait important; elle prouve qu'il ne s'agit pas là d'une ossification accidentelle, développée par exemple dans une tumeur sous-périostique d'origine costale, mais bien que nous avons affaire à un néoplasme où le tissu osseux, la tendance à l'ossification, représente un caractère de premier ordre. Le rôle du tissu osseux est encore mieux démontré, d'ailleurs, par sa présence dans toutes les tumeurs secondaires sans exception, même dans les plus minimes.

La zone antérieure se montre sous un autre aspect; elle règne également sur toute la hauteur, mais en formant pour ainsi dire deux systèmes, répondant aux deux lobes extérieurs, et présentant d'ailleurs la même constitution. Au centre de chaque lobe, et appliquée sur la zone spongieuse postérieure, se trouve une masse osseuse grisâtre très-dure, d'apparence compacte, de forme lenticulaire. De la face antérieure de cette masse lenticulaire, partent et rayonnent vers la périphérie un grand nombre d'aiguilles osseuses très fortes, très-résistantes. Elles se décomposent en aiguilles plus délicates, à la manière d'une gerbe. Ainsi, chaque lobe est divisé, cloisonné en une multitude de loges, jusque sous l'enveloppe périphérique. Toutes ces loges sont remplies d'un tissu mou, grisâtre, et en d'autres points jaunâtre, d'aspect caséeux. A la périphérie, sous l'enveloppe conjonctive quelquefois détruite, on remarque plusieurs foyers d'apparence kystique, remplis de cette matière jaune, caséeuse et dus évidemment au ramollissement, à la dégénérescence du tissu qui remplit les aréoles osseuses.

Les deux zones que je viens de décrire ne sont point absolument distinctes, mais elles se continuent insensiblement. Nulle part dans cette vaste tumeur, on ne trouve trace des côtes, non plus que de tissu cartilagineux. Tous les éléments de la paroi thoracique, os, muscles, ont disparu, détruits et remplacés par le tissu pathologique. Notons l'absence du tissu cartilagineux, que, plus loin, nous verrons manquer également dans les tumeurs secondaires.

Sur une coupe horizontale pratiquée à la hauteur de la septième côte environ, il est facile de se rendre compte des limites antérieures et postérieures. En avant, le tissu spongieux à moelle grisâtre n'atteint pas tout à fait le sternum; on reconnaît la section du septième cartilage costal, près de son insertion sternale. En arrière, ce tissu s'arrête à trois ou quatre centimètres de la colonne vertébrale. La face interne affecte avec les parties molles les mêmes rapports que précédemment; en quelques points, envahissement, destruction de ces muscles. La face interne proémine fortement dans la cavité thoracique. Cette face, surtout en arrière, pousse des végétations spongieuses et dures qui, traversant les deux feuillets de la plèvre partout adhérents, pénètrent profondément dans le parenchyme pulmonaire.

Le poumon droit est aplati, refoulé dans la gouttière vertébrale. Adhérent dans toute sa surface, sclérosé dans sa coque périphérique ; il ne présente pas d'autres lésions que de la splénisation et de la congestion disséminées dans toutes ses parties. Ni tubercules, ni tumeurs secondaires, indépendantes de la tumeur primitive.

Dans la cavité thoracique gauche, il y a quelques fausses membranes anciennes, surtout au sommet, et cependant, pas trace de tubercules anciens ou récents. Sauf quelques points de congestion et d'autres d'emphysème, ce poumon gauche est sain. On n'y trouve pas de tumeurs secondaires.

Un peu de sérosité louche dans le péricarde, quelques néomembranes sur les deux feuillets de la séreuse. Le cœur est petit, chargé de graisse à la base et dans les sillons. A la coupe, le tissu musculaire présente une teinte feuille-morte, indice d'une dégénérescence graisseuse avancée de la fibre musculaire. Caillots agoniques volumineux dans les cavités droites. Il existe dans le cœur deux tumeurs secondaires, de volume à peu près égal, grosses comme une noisette. L'une occupe la pointe du ventricule gauche, paroi antérieure; logée dans le tissu musculaire, dont elle semble séparée par une enveloppe fibreuse très-mince, elle soulève également le péricarde et l'endocarde. L'autre appartient au ventricule droit, développée dans la paroi postérieure, près de l'orifice auriculo-ventriculaire. Du reste, ces deux tumeurs, ont la même structure : elles renferment une proportion de tissu dur, d'apparence osseuse, vraiment considérable, combiné à ce tissu grisâtre qui remplit les aréoles de la tumeur primitive.

Les muscles des gouttières vertébrales contiennent un certain nombre de tumeurs secondaires, parfaitement indépendantes de la tumeur principale. Ces tumeurs, en général peu volumineuses, possèdent toutes une enveloppe celluleuse qui les sépare du tissu musculaire. Elles semblent s'être développées en écartant, dissociant les faisceaux musculaires, plutôt que par envahissement. Toutes ces petites tumeurs secondaires, quelque minimes qu'elles soient, et quelques-unes ne dépassent pas les dimensions d'un pois, ont une dureté très-grande, osseuse. En effet, à la coupe, on y trouve toujours un ou plusieurs noyaux d'ossification, de véritable ossification, ainsi que le démontrera l'examen histologique, plus ou moins développés généralement suivant le volume de la tumeur. Quant au tissu combiné avec ce tissu osseux, il est blanc, grisâtre, et de faible consistance. Il se laisse dissocier par le raclage ; mais il est traversé par des aiguilles osseuses qui, parties du centre, rayonnent jusqu'à la périphérie, s'anastomosent entre elles, et limitent ainsi des aréoles. C'est à cette disposition, qu'est due la consistance très-grande de la tumeur dans son ensemble, malgré la mollesse de certaines portions du tissu périphérique.

Dans toutes ces tumeurs musculaires des gouttières vertébrales, que j'ai examinées avec le plus grand soin, à ce point de vue, je n'ai pas trouvé trace de tissu cartilagineux. Nous verrons d'ailleurs que l'examen histologique témoigne également de l'absence de tout élément cartilagineux. Deux éléments seulement semblent, à l'examen macroscopique, constituer ces tumeurs secondaires : un tissu d'apparence osseuse, et un tissu mou. Du reste la proportion de ces deux éléments est variable. Les tumeurs les plus volumineuses renferment presque exclusivement du tissu osseux: le centre présente le plus souvent une organisation osseuse plus avancée, les aréoles sont plus serrées, manquent quelquefois et le tissu prend une apparence compacte; la couche périphérique est remplie de fines trabécules qui s'anastomosent dans tous les sens, mais dont la direction principale est rayonnée du centre à la périphérie: si bien, qu'on dirait avoir sous les yeux, ici, la coupe d'un os court, là, celle d'une diaphyse, avec cette différence, cependant, que les mailles de ce tissu spongieux plus larges, renferment une moelle grisâtre et non rose ou rouge.

D'autres tumeurs secondaires de la région vertébrale contiennent plus de tissu mou, mais le noyau osseux central avec ses irradiations périphériques ne manque jamais.

Cette description des tumeurs secondaires, rencontrées dans les muscles des gouttières vertébrales, est généralement applicable à toutes les autres tumeurs secondaires du tissu cellulaire ou des viscères, sauf quelques caractères particuliers que nous indiquerons plus loin.

Cavité abdominale. — Le foie de volume à peu près normal, mais pâle et graisseux, ne présente pas de tumeurs secondaires.

Il en est de même de la rate dont le volume et la consistance sont normaux.

Les différentes parties du tube digestif paraissent également saines, sauf quelques traces d'hyperémie sur la muqueuse de l'iléon. Dans l'épaisseur du mésentère, et près de son insertion vertébrale, se trouvent quatre petites tumeurs secondaires, développées dans le tissu cellulaire intermédiaire aux deux feuillets séreux, tumeurs également dures, et toutes pourvues dans leur partie centrale d'un ou plusieurs noyaux osseux.

D'autres tumeurs existent dans le tissu cellulaire sous-péritonéal; entre autres, une dans la fosse iliaque droite, du volume d'une noix, parfaitement indépendante et du péritoine et du fascia iliaca:

elle se laisse énucléer avec la plus grande facilité.

Les reins sont un peu tuméfiés. A la coupe, la substance corticale parait plus rouge, et la substance médullaire plus pâle. Dans l'un et l'autre existent des tumeurs secondaires, trois à gauche, quatre à droite ; elles ne dépassent pas le volume d'un pois et occupent la substance corticale : elles soulèvent même la capsule et font une légère saillie à la surface de l'organe. Même structure que les autres tumeurs secondaires ; forte proportion de tissu osseux.

Rien de particulier à noter dans le bassinet, les uretères, la vessie, la prostate.

Colonne vertébrale saine, si ce n'est à la partie supérieure de la région dorsale, où la tumeur thoracique primitive envahit la moitié postérieure des vertèbres.

L'os iliaque gauche est considérablement déformé par une vaste tuméfaction qui remplit les deux fosses iliaques interne et externe. Sur une coupe, on voit très-bien que les deux lames compactes, d'ailleurs disparues en plusieurs points, sont séparées par une masse énorme d'un tissu spongieux et à larges aréoles, tout à fait comparable à celui qui forme la zone postérieure de la tumeur primitive.

Cavité crânienne. — Encéphale petit ne pesant que 1,200 grammes. Pas de tumeurs secondaires dans la substance cérébrale, non plus que dans les membranes et les toiles choroïdiennes.

La dure-mère est très-adhérente au niveau de la suture fronto-pariétale ; en ce point existe une tumeur secondaire développée dans les os et faisant une égale saillie à l'extérieur et à l'intérieur de la cavité crânienne. Sur une coupe verticale passant à ce niveau, on distingue en réalité deux tumeurs développées face à face, l'une sous le péricrâne, l'autre sous la dure-mère, et séparées par la continuité de la voûte osseuse. Elles sont larges de cinq à six centimètres, et font une saillie d'un centimètre environ à la surface des os du crâne. Le tissu qui les compose ne ressemble pas à celui des autres tumeurs secondaires; il est dur, compact, tout à fait éburné. On dirait un tissu d'exostose. Dans les os de la voûte, le diploé est atteint d'ostéite condensante, et cette ostéite dépassant les limites de la tumeur s'étend au loin, surtout à droite. Toute trace de la suture longitudinale a disparu ; au niveau des deux tumeurs, l'union des deux pariétaux est tout à fait intime.

Une autre tumeur du même genre existe en arrière, au-dessus et à droite de la protubérance occipitale interne ; elle est large comme une pièce d'un franc, et fait à l'intérieur du crâne une saillie de trois à quatre millimètres. Elle est également développée entre la table interne et la dure-mère qui lui adhère intimement.

S'agit-il là d'une simple coïncidence? Ces tumeurs crâniennes sont-elles seulement des exostoses syphilitiques, ou bien doivent-elles être considérées comme des tumeurs secondaires? Cette dernière interprétation me parait plus admissible. Si l'on se reporte à l'observation clinique, on verra que le malade n'avait point d'antécédents syphilitiques et que ces tumeurs crâniennes, n'ont paru que quelque temps après la tumeur thoracique. Toutes ces productions pathologiques ont une tendance extrême à l'ossification; nous y avons rencontré du tissu spongieux, comparable à celui des os courts; il n'est point étonnant que ce tissu pathologique poursuivant son évolution puisse arriver en quelques points jusqu'à produire un véritable tissu osseux compacte.

Quant aux autres tumeurs du cuir chevelu, elles ne présentent rien de particulier à noter; l'une d'elles est adhérente à la peau et montre à la périphérie, entre les aiguilles osseuses rayonnantes, des foyers caséeux et ramollis tout à fait comparables à ceux déjà décrits dans la zone antérieure de la tumeur thoracique.

Les muscles du tronc renferment aussi des tumeurs secondaires. Il y en a deux dans le sous-scapulaire droit, indépendantes de la tumeur primitive. L'une offre à la coupe une disposition assez singulière. Le degré d'ossification est avancé; mais elle procède par points distincts les uns des autres, et séparés par des travées fibreuses plus ou moins épaisses. On dirait plusieurs petits os courts plongés au sein d'un tissu conjonctif et réunis sous une enveloppe fibreuse commune. Chacun de ces noyaux reproduit la structure constatée dans les petite tumeurs musculaires isolées : nodule central plus dur, plus développé, d'où partent un grand nombre d'aiguilles osseuses qui rayonnent vers la périphérie. Il est vrai que cette disposition n'est point constante ; nombre de tumeurs secondaires présentent une combinaison très-irrégulière de tissu mou et de tissu osseux.

Parmi les tumeurs du tissu cellulaire sous-cutané, celle que j'ai signalée sous le sein gauche est entre toutes la plus remarquable. Elle est ovoïde, lenticulaire, longue de 7 centimètres, large de 3. La peau, intacte et mobile, en est séparée par une couche de tissu lamineux, sorte de bourse séreuse accidentelle qui, pendant la vie, permettait des glissements étendus sur la tumeur. La face profonde adhère intimement au muscle pectoral. Ici, le tissu osseux paraît au plus haut terme de son développement; presque partout, il a l'aspect et la consistance du tissu compacte. Une mince couche de tissu mou existe seulement à la périphérie sous l'enveloppe fibreuse : elle est à peine appréciable. Tout le reste est du tissu compacte, aussi dur, aussi résistant que celui de la diaphyse d'un fémur adulte. Au centre, cependant, dans une étendue représentant les dimensions d'un pois, le tissu paraît moins homogène ; mais on ne peut dire que ce soit là du tissu spongieux : on n'y distingue pas d'aréoles. En sorte que dans ce cas, l'ossification, au lieu de marcher du centre à la périphérie, semble suivre une direction précisément inverse et procéder de la périphérie vers le centre. En examinant de près la zone moyenne compacte, sur une coupe faite à la scie, frottée ensuite sur la pierre-ponce pour en effacer les inégalités, on remarque quelques stries très-fines, rayonnantes, aspect dû très-probablement à la présence et à la direction de canalicules de Havers.

Pour ce qui est du squelette, j'ai trouvé une tumeur secondaire dans l'extrémité supérieure du cubitus droit, une autre dans l'extrémité inférieure du radius gauche. Même structure que celle de l'os iliaque. Peu volumineuses, elles avaient échappé pendant la vie.

Résumons les détails de cette observation. Une tumeur paraît dans la région thoracique droite. Elle se développe lentement d'abord, puis avec une grande rapidité ; en dix-huit mois, elle acquiert un volume énorme. Le point de départ en est certainement dans la charpente osseuse du thorax. Quant au tissu qui la compose, il consiste surtout en tissu osseux, se rapprochant du type spongieux, combiné avec un tissu de consistance molle, gris, jaunâtre en quelques points, et sur la nature duquel l'examen histologique peut seul nous renseigner.

Cette tumeur thoracique se compose à la manière des tumeurs malignes ; elle en a les deux signes les plus caractéristiques, l'état cachectique et la production de tumeurs secondaires multiples. La cachexie ne présente aucun caractère particulier. Mais la généralisation manifeste une prédilection marquée pour le tissu cellulaire sous-cutané et sous-séreux, ainsi que pour le squelette et les muscles. En effet, parmi les viscères dépourvus de muscles, les reins seuls renferment des tumeurs secondaires. L'absence de noyaux de généralisation dans les poumons est digne de remarque.

IV

EXAMEN HISTOLOGIQUE

Un premier fait qui ressort immédiatement de l'étude de la tumeur primitive et des tumeurs secondaires, viscérales, musculaires et sous-cutanées, c'est que toutes ces productions pathologiques, quel que soit le lieu de leur développement, paraissent constituées par un même tissu, reproduisant le type du tissu osseux normal, et le présentant à divers degrés de développement. Ces degrés multiples, depuis l'état le plus embryonnaire jusqu'aux formations osseuses les plus avancées, se rencontrent également dans la tumeur primitive et dans les tumeurs secondaires. Mais, aux tumeurs secondaires appartient l'incontestable avantage de nous montrer dans un état d'isolement relatif ces diverses formations osseuses et, par conséquent, d'en favoriser l'étude. C'est là seulement qu'il est possible d'assister à l'apparition première du tissu osseux et de reconnaître l'élément anatomique dont il procède, élément fondamental et, je le crois, du moins, caractéristique de notre tissu pathologique.

Aussi commencerons-nous par l'étude des tumeurs secondaires. On peut en distinguer trois variétés, d'après la proportion plus ou moins considérable et le développement plus ou moins avancé du tissu osseux.

1° Tumeur secondaire contenant beaucoup de tissu mou et, plongés au sein de ce tissu, un ou plusieurs noyaux osseux ; telles sont les tumeurs secondaires des muscles en grande majorité. Le volume varie depuis les dimensions d'un pois jusqu'à celles d'une noisette.

2° Tumeur secondaire, généralement plus volumineuse, contenant une notable proportion de tissu osseux d'apparence spongieuse. Ce type est très-répandu, ex. : la plupart des tumeurs sous-cutanées, celles du tissu cellulaire sous-péritonéal, celles encore du muscle cardiaque.

3° Tumeur secondaire renfermant presque exclusivement, et même exclusivement, du tissu osseux. Il existe tout au plus une très-mince couche de substance molle à la périphérie, sous l'enveloppe celluleuse. De plus, en bien des points, ce tissu osseux a tous les caractères du tissu compacte; ex. : la volumineuse tumeur développée sous le sein gauche et celles situées dans le cuir chevelu.

La plupart des pièces ont été durcies suivant ce procédé, aujourd'hui très-répandu : alcool, acide picrique, gomme, alcool. Celles de consistance tout à fait osseuses ont été mises à décalcifier dans l'acide picrique.

Tumeur secondaire de la première variété. — Sur une coupe fine, intéressant la totalité d'une tumeur secondaire de petites dimensions, on peut, à un grossissement convenable, observer les diverses régions et acquérir ainsi une idée générale sur les divers éléments qu'on y rencontre (1).

A la périphérie, une enveloppe de tissu lamineux formée de faisceaux le plus souvent parallèles et anastomosés, marque une limite, parfois très-nette, entre le tissu morbide et le tissu normal, ici, tissu musculaire. Dans toute l'étendue de la préparation, on reconnaît aisément l'existence du tissu lamineux à divers degrés de développement; ici, cellules étoilées à prolongements ramifiés et anastomosés, plongées au sein d'une matière amorphe ou finement granuleuse; là, corps fibro-plastiques isolés ou bien réunis en faisceaux plus ou moins volumineux.

Au milieu de ce tissu, formant si l'on veut une sorte de charpente, paraissent des amas cellulaires de dimensions variables. Dans les régions à tissu lamineux peu développé, les cellules sont en petit nombre et même en quelques points absolument distinctes les unes des autres. Elles se multiplient,

(1) Pl. 1, fig. 1.

au contraire, se pressent les unes contre les autres et constituent des groupes considérables, de forme le plus souvent arrondie ou ovalaire, là où le tissu lamineux arrive à un degré de développement plus avancé.

C'est dans ces mêmes régions, riches en cellules, que se montre le tissu osseux. On ne peut le méconnaître, grâce à l'aspect si caractéristique des ostéoplates. Ailleurs, on rencontre un tissu qu'il est difficile de nommer, mais qui représente sans doute une forme primordiale du tissu osseux ; il est essentiellement constitué d'une matière homogène, quelquefois très-finement granuleuse, colorée en rose par le picro-carminate d'ammoniaque. Tantôt cette matière se montre sous forme de masses de volume variable et plus ou moins arrandies; tantôt elle est disposée en bandelettes ou trabécules, généralement parallèles et anastomosées. Toujours ce tissu est accompagné d'une grande quantité d'éléments cellulaires, mais il ne présente aucune cellule dans sa continuité, si ce n'est dans les points où il se continue avec des trabécules osseuses.

Telle est l'énumération complète des éléments que montre une telle préparation ; tissu lamineux à divers degrés de développement ; tissu osseux sous des aspects également divers ; enfin, éléments cellulaires abondamment et partout répandus. Le tissu cartilagineux manque complètement.

Procédons à l'étude complète et détaillée des divers éléments constitutifs que vient de nous révéler une vue d'ensemble. Ici, aux coupes minces, j'ai joint les dissociations faites, les unes à l'état frais, la plupart sur des pièces conservées dans la liqueur de Müller. Toutes ces préparations sont colorées par le picro-carmin.

L'enveloppe périphérique est formé de tissu lamineux, à un degré de développement notablement plus avancé que dans le reste de la tumeur. C'est ainsi qu'on y trouve de véritables faisceaux de fibrilles, avec quelques éléments fusiformes. Çà et là, quelques coupes de fibres musculaires, atrophiées. L'enveloppe s'est constituée aux dépens du tissu lamineux qui sépare les faisceaux et les fibres musculaires.

Dans l'enveloppe, existe la majorité des vaisseaux : ils sont rares, au contraire, dans les parties centrales. Les parois en sont très-minces, à peine distinctes des faisceaux lamineux ambiants.

Le tissu lamineux répandu dans la tumeur se présente à divers degrés de développement. Il est d'ailleurs peu abondant, comparativement aux autres tissus. En quelques points, les cellules étoilées bien distinctes ont une forme généralement ovalaire et les prolongements partent surtout des deux extrémités du grand axe. La substance intercellulaire est granuleuse, et parcourue par les prolongements anastomosés des cellules ; de ces anastomoses résulte, en divers points, une apparence de réticulum.

Les corps fibro-plastiques forment en certains points des faisceaux parallèles qui s'envoient des anastomoses fines et délicates, et c'est dans les loges ainsi délimitées que se trouvent contenus les éléments cellulaires.

Quant aux faisceaux de fibres lamineuses, ils manquent au sein des tumeurs de la première variété que nous examinons actuellement, et ne se rencontrent que dans ces tumeurs secondaires plus volumineuses, qui semblent constituées par plusieurs noyaux d'ossification réunis sous une enveloppe commune.

J'arrive aux éléments cellulaires (1). J'y insisterai d'autant plus qu'ils ne paraissent caractériser le tissu pathologique dans toutes ses variétés, et que plus loin, ils me serviront beaucoup à en établir la nature. Dans un grand nombre de dissociations faites sur toutes les tumeurs secondaires et sur la tumeur primitive, ces cellules ont constamment présenté des caractères à peu près identiques. Ce sont des cellules d'apparence épithéliale, de grande dimension, avec noyau, nucléole et protoplasme. mais dépourvues d'enveloppe.

La forme est assez variable, quoique quelques types soient beaucoup plus répandus que les autres. Quelques cellules sont arrondies, ovalaires; d'autres polyédriques, ou plus ou moins rectangulaires et allongées.

(1) Pl. 1, fig. 2.

Comme la forme, la dimension n'est pas constante, si ce n'est cependant à une certaine distance des trabécules osseuses. En effet, les cellules ovalaires ou polygonales très-répandues dans ces régions, ont toutes de 20 à 25 μ dans leur plus grand diamètre. Les autres, au contraire, ont de 17 à 55 μ.

Ces cellules, quelles que soient leurs formes et leurs dimensions, sont dépourvues d'enveloppe; elles sont irrégulières, et le double contour y manque toujours. Elles consistent seulement en une plaque de protoplasme groupé autour d'un noyau et rempli de nombreuses et fines granulations.

Le noyau est, au double point de vue de la forme et des dimensions, ce qu'il y a de plus constant. Il est légèrement ovalaire, quelquefois arrondi; ses dimensions varient dans les limites restreintes de 12 à 14 μ. Les gros noyaux n'appartiennent pas toujours aux cellules les plus volumineuses; souvent, ils ne sont entourés que d'une mince couche de protoplasme. Tous ont le double contour assez marqué pour que l'on puisse admettre qu'ils possèdent une membrane d'enveloppe.

Le contenu est formé de glanulations plus volumineuses que celles du protosplasme et très-colorées. Elles se groupent de préférence autour d'un ou plusieurs nucléoles. Cet élément ne manque jamais; il est brillant, également coloré, large de 2 à 4 μ. Certains noyaux renferment jusqu'à trois nucléoles.

Ces cellules présentent en outre une grande tendance à l'hyperplasie. On y rencontre en effet tous les degrés de la segmentation. Ici, le noyau s'est allongé et des deux nucléoles, chacun a gagné l'un des pôles du noyau, devenu ovalaire. Plus loin, le noyau prend la forme en bissac. Quelques cellules contiennent deux noyaux. Enfin, des incisures paraissent sur le contour du protoplasme qui bientôt se partage en deux masses distinctes, groupées autour de chaque noyau. Tels sont les éléments cellulaires. Plus loin, les comparant aux ostéoblastes, nous verrons qu'ils ont la même forme, les mêmes dimensions, la même structure, comme aussi la même fonction.

Le tissu osseux, dans la tumeur secondaire dont nous continuons l'étude, a tantôt la forme de masses plus ou moins arrondies et tantôt celle de trabécules. Quelle que soit la forme de la substance osseuse, les cellules en sont toujours très-caractéristiques. Quelques-unes, celles qui avoisinent les bords d'une trabécule, ne sont encore que des ostéoblastes à peine transformés; d'autres, plus centrales, se rapprochent davantage du type osseux; elles s'allongent et se hérissent de prolongements. Mais ces prolongements à l'état de développement parfait, longs et ramifiés, n'existent que dans les tumeurs secondaires de la seconde variété où le tissu osseux, parvenu à une période plus avancée, ressemble au tissu spongieux. En quelques points, les cellules sont très-rapprochées ; ailleurs plus rares, plus espacées.

Quant à la substance fondamentale intercellulaire, elle est homogène ou très-finement granuleuse, et, dans les minces trabécules, colorée ou rose. Dans les trabécules larges, au contraire, elle présente deux zones de coloration, bien manifestes, particulièrement lorsque la trabécule osseuse est coupée perpendiculairement à sa direction. La zone centrale correspond à l'os le plus ancien ; la substance fondamentale est colorée en jaune, et les cavités cellulaires ou ostéoplastes plus allongés sont pourvues de prolongements plus développés et plus anastomosés. La zone périphérique entoure la partie centrale, à la manière d'une couronne plus ou moins régulière : elle reste colorée en rose et ne renferme que de jeunes cellules osseuses. La transition entre ces deux zones de coloration n'est point insensible, mais le plus souvent assez brusque. La distribution des cellules n'offre rien de régulier, même dans les plus larges bandelettes ; nous verrons que dans les tumeurs secondaires de la troisième variété des ébauches de système lamellaires se forment autour de véritables canalicules de Havers.

A côté du tissu osseux et quelquefois lui faisant suite, on rencontre une substance homogène teintée en rose par le picro-carmin. Elle se dispose tantôt sous forme de larges bandelettes, de masses arrondies ou ovalaires de dimensions variables, tantôt sous forme de faisceaux fibrillaires parallèles, ou légèrement ondulés. Nulle trace dans cette substance de cavités osseuses, d'ostéoplastes, si ce n'est dans les points où ces trabécules se continuent avec des trabécules osseuses. Les ostéoblastes, en grande quantité, remplissent les mailles que limitent ces trabécules homogènes. Il n'est pas douteux que ce tissu représente une phase intermédiaire, transitoire du développement de la substance osseuse. Nous en avons pour preuve la présence des ostéoblastes et les connexions, en certains points très-évidentes, avec le tissu osseux bien développé.

Après avoir étudié séparément les divers éléments constituants, il faut montrer leur disposition réciproque. Nous devons insister sur la disposition des cellules d'aspect épithélial, par rapport aux autres éléments.

Dans le tissu de corps fibro-plastiques, ces éléments sont isolés ou réunis en agglomérations le plus souvent peu considérables (1). Ils ont toujours une prédilection marquée pour les prolongements fibrillaires sur les bords desquels ils se rangent en séries parfois très-régulières. Ailleurs, on en voit trois ou quatre disposés bout à bout ; ceux-là résultent probablement de la segmentation d'une cellule-mère.

Ce rapport des ostéoblastes avec les prolonge-

(1) Pl. 1, fig. 3.

ments fibrillaires des corps fibro-plastiques est encore bien plus remarquable dans les points où ces corps fibro-plastiques sont réunis en faisceaux. Les aréoles longitudinales qui séparent les faisceaux sont traversées par un grand nombre de filaments, chargés d'ostéoblastes. Cette disposition est bien évidente dans les points où, soit par le balayage au pinceau, soit par les accidents de la préparation, les ostéoblastes ont disparu en grand nombre et laissé à découvert la charpente fibrillaire.

Les ostéoblastes accompagnent de la même façon les trabécules de ce tissu homogène et teintée en rose (1). Si l'on examine attentivement un pareil système de trabécules, on reconnaît que les ostéoblastes forment autour de chacune d'elles une rangée simple, double ou même triple, et souvent assez régulière, pour simuler le revêtement épithélial d'une muqueuse. Quand la coupe passe perpendiculairement à l'axe d'un grand nombre de trabécules parallèles, l'aspect est différent; au milieu d'une nappe continue d'éléments cellulaires, on voit paraître en quantité des corps arrondis, ovalaires, homogènes (2); en examinant leur contour, on peut se convaincre que les ostéoblastes y forment une série de cercles concentriques parfois très-réguliers. Enfin, en quelques points, ce contour est échancré,

(1) Pl. 1, fig. 4.
(2) Pl. 1, fig. 1.

et l'ostéoblaste le plus rapproché tend à s'enfoncer dans la substance fondamentale. Il ne semble pas douteux que ces trabécules ne soient le résultat de la calcification de faisceaux lamineux et que les ostéoblastes qui partout les environnent ne soient destinés à devenir cellules osseuses, et à développer de la substance fondamentale osseuse.

Ces faisceaux lamineux d'abord, calcifiés plus tard, tracent la route, le cadre de l'ossification que développent les ostéoblastes.

A la périphérie de la tumeur secondaire que nous étudions, sous l'enveloppe lamineuse, ces trabécules homogènes ont une tout autre disposition. L'une d'entre elles, volumineuse mais très-courte, se résout rapidement en un grand nombre de fibres divergentes, arciformes, elles-mêmes ramifiées, et qui toutes sont chargées d'ostéoblastes. Pareille disposition se rencontre dans l'ossification au sein du tissu lamineux, soit à la voûte du crâne, soit sous le périoste des côtes.

Le tissu osseux à ostéoplastes distincts est partout également accompagné d'ostéoblastes. Ils forment une couche le plus souvent unique sur les bords des trabécules. C'est là qu'il est facile d'observer la transformation des ostéoblastes en cellules osseuses.

La substance fondamentale s'échancre en coup d'ongle, en face de l'ostéoblaste. L'échancrure se creuse de plus en plus et l'obstéoblaste s'y enfonce graduellement; bientôt les bords opposés se rejoignent et l'inclusion de la cellule dans la substance fondamentale est définitive. Pendant ce phénomène les caractères de l'ostéoblaste ont bien changé ; il est plus petit, le corps cellulaire se rétracte autour du noyau, lequel paraît également atrophié, et s'efface de plus en plus, à mesure que l'ostéoblaste pénètre plus profondément dans la lamelle, et acquiert davantage l'aspect de la cellule osseuse.

Sur l'un des bords de certaines lamelles osseuses, en général très-développées, le revêtement habituel d'ostéoblastes manque complètement; ce bord rectiligne et régulier se trouve en contact immédiat avec le tissu lamineux. Il est naturel de penser que l'ossification est en ce point terminée, et que désormais l'accroissement de la lamelle aura lieu par l'autre bord ; celui-ci, en effet, est couvert d'incisures et abondamment pourvu d'ostéoblastes.

J'arrive maintenant à la deuxième variété des tumeurs secondaires ; caractérisées surtout par l'abondance d'un tissu osseux, spongieux (1). L'enveloppe fibreuse périphérique présente les mêmes caractères que précédemment.

Au-dessous se trouve une couche de cellules étoilées ou de corps fibro-plastiques mêlés d'ostéoblastes. Cette couche est souvent traversée par des bandelettes osseuses qui, parties des régions centrales, dégénèrent bientôt en trabécules homogènes

(1) Pl. 1, fig. 1.

dont les divisions arciformes et divergentes vont se perdre immédiatement sous les faisceaux lamineux de l'enveloppe et même quelquefois les pénètrent.

Quant au tissu osseux du centre de la tumeur , c'est un véritable tissu osseux spongieux : il consiste en grosses trabécules osseuses, anastomosées, et limitant des aréoles plus ou moins larges. Les deux zones de coloration, déjà signalées, existent également sur ces trabécules, et dans des proportions variables. Cependant la coloration jaune, indice d'un développement plus avancé, est généralement plus répandue. Dans les aréoles de petites dimensions, on ne distingue que des ostéoblastes accumulés les uns sur les autres et la plupart en voie d'inclusion dans la substance fondamentale. Les cavités plus considérables, renferment en outre du tissu lamineux en voie de développement, et des vaisseaux capillaires.

La troisième variété est représentée surtout par les tumeurs secondaires volumineuses et très-dures; le type le plus parfait se trouve dans la tumeur sous-cutanée du sein gauche. Pour l'étudier, j'ai dû faire des sections minces à la scie, et les user sur la pierre ponce ; j'ai fait aussi des coupes sur des parties décalcifiées dans l'acide picrique. — On peut, au point de vue histologique, y distinguer trois régions : *centrale, intermédiaire, périphérique.* Dans la région centrale, le tissu a bien encore l'aspect spongieux, seulement les aréoles en sont très-étroites, ne renferment plus que de rares ostéoblastes.

Il semble que dans ces aréoles spongieuses, l'ossification soit près de son terme définitif; les ostéoblastes y sont rares, et l'on sait que ces éléments n'appartiennent qu'aux périodes embryonnaires du tissu osseux. Dans quelques aréoles paraissent de petites cellules arrondies, dépassant à peine les dimensions d'un globule sanguin, pourvues d'un noyau distinct et d'une mince couche de protoplasme autour de ce rayon: ce sont des médullocelles, mais elles sont rares, et ce qui domine, c'est encore le tissu lamineux, à l'état de corps fibro-plastiques.

La zone intermédiaire a l'apparence du tissu compact. Elle n'en a pas cependant tout à fait la structure intime. C'est plutôt une sorte d'intermédiaire entre le tissu compact et le tissu spongieux, plus rapproché, en bien des points, du tissu compact. La coupe montre, à un grossissement convenable, une substance osseuse fondamentale, finement granuleuse, pourvue d'ostéoplastes adultes et creusée de cavités nombreuses, mais très-étroites. Ces cavités sont de deux espèces: les unes, petites, circulaires, ne renfermant qu'un capillaire, sont des canalicules de Havers. Les autres plus irrégulières, étoilées, allongées en forme de fentes anastomosées figurent des espaces médullaires: on y trouve du tissu lamineux, des vaisseaux et des médullocelles; les ostéoblastes ont complètement et définitivement disparu.

Nombre de canalicules, coupés suivant leur direction, rayonnent manifestement du centre vers la périphérie. Bien plus, si, en plusieurs points les ostéoplastes paraissent disséminés sans ordre au sein de la substance fondamentale, autour des canalicules rayonnés, ils se placent bout à bout, en cercles concentriques, et commencent à dessiner des systèmes lamellaires, comme dans la diaphyse d'un os long.

Les cavités contenant les cellules osseuses, les ostéoplastes, ont ici tous les caractères qu'ils possèdent à l'état adulte. Mais quelques-uns présentent une singulière altération : ils dépassent trois ou quatre fois les dimensions normales, se rapprochent par résorption de la substance intermédiaire, et bientôt s'ouvrent les uns dans les autres. De là, production de taches noirâtres, hérissées de fins prolongements anastomosés.

Plusieurs faits indiquent que dans cette zone intermédiaire l'ossification est terminée ; tels sont : la coloration jaune de la substance fondamentale, l'apparition des canalicules de Havers, le groupement des ostéoplastes autour de ces canalicules et la disparition des ostéoblastes.

La zone périphérique en maint endroit reproduit le type des ossifications sous-périostiques. A mesure qu'il se rapproche de l'enveloppe fibreuse périphérique, le tissu osseux présente les caractères du tissu spongieux ; plus près encore, les trabécules se dépouillent de cellules, prennent un aspect homogène, émettent un grand nombre de fibres arciformes divergentes, lesquelles se chargent d'ostéoblastes.

L'enveloppe fibreuse manque sur la face qui correspond au grand pectoral. Sur une coupe, interressant à la fois le muscle et la tumeur, on voit les ostéoblastes, suivis bientôt des trabécules homogènes, puis des bandelettes osseuses, pénétrer entre les fibres musculaires et les dissocier : il n'y a pas de limite nette entre le tissu sain et le tissu morbide.

Après cette étude des tumeurs secondaires, celle de la tumeur primitive se trouve extrêmement simplifiée. J'ai multiplié les préparations, prenant successivement les diverses régions qui présentaient des caractères distincts, et je suis bien vite arrivé à cette conclusion, que la tumeur primitive est constituée par le même tissu que les tumeurs secondaires, tissu dont elle renferme toutes les variétés. Du reste, nulle trace de tissu cartilagineux.

La région postérieure d'apparence spongieuse est en effet composée de tissu spongieux, comme les tumeurs secondaires de la deuxième variété. Les aréoles généralement plus larges sont remplies d'ostéoblastes et de corps fusiformes. On y trouve également quelques capillaires.

Dans les portions molles de la région antérieure, nous retrouvons tout à fait la tumeur de la première variété : ostéoblastes très-nombreux plongés au milieu de tissu lamineux à l'état de cellules étoilées ou de corps fusiformes. On y voit également paraître le tissu à trabécules homogènes et le tissu osseux, par petites masses disséminées.

Les grosses aiguilles qui rayonnent jusque sous l'enveloppe fibreuse périphérique sont formées d'un tissu compacte, qui rappelle la tumeur de la troisième variété. Les canalicules de Havers, quand ils y existent, ont une direction parallèle à celle de l'aiguille osseuse. Les ostéoblastes en ont disparu : l'ossification y est très-avancée, ou même terminée. Des foyers de ramollissement existent dans le tissu mou, remplis d'une matière jaunâtre, caséeuse ; on y trouve des granulations graisseuses, et des éléments cellulaires déformés, atrophiés. La description des tumeurs cardiaques nous expliquera très-bien la production de ces foyers de ramollissement.

J'ai recherché le mode d'envahissement de quelques organes par le tissu pathologique ; je vais exposer le résultat de mes observations sur les muscles, le rein et le cœur.

Les tumeurs secondaires du rein sont peu volumineuses ; elles ne dépassent pas les dimensions d'un pois. Le contour en paraît très-net. Le néoplasme est composé surtout de corps fibro-plastiques mêlés de nombreux ostéoblastes. Le tissu spongieux est rare ; on ne trouve que des trabécules osseuses. Entre les deux tissus, normal et pathologique, existe une zone de véritable néphrite interstitielle ; les cloisons intercanaliculaires et les glomérules sont remplis de noyaux du tissu lamineux. Les canalicules, minces, aplatis, réduits en quelques points à une simple fente, doivent évidemment cette déformation à la pression excentrique de la tumeur en voie de développement rapide. Dans beaucoup de canalicules, la membrane tubulaire a disparu et ce qui reste du revêtement épithélial repose directement sur le tissu intercanaliculaire. Cet épithélium a subi de profondes altérations : les cellules en sont remplies de granulations graisseuses. Au milieu de ces granulations on distingue, çà et là, les noyaux persistants et colorés des cellules primitives. A mesure qu'on s'éloigne de cette zone de néphrite interstitielle, on voit les tubes reprendre leur forme et leur épithélium caractéristiques. Du côté de la tumeur, paraissent immédiatement les ostéoblastes qui se distinguent nettement des noyaux libres du tissu lamineux.

Il y a lieu de penser que cette zone de néphrite interstitielle est une lésion irritative de voisinage, et que la tumeur secondaire rénale se développe par hyperplasie de ces éléments propres.

Beaucoup de tumeurs secondaires contenues dans les muscles ont une enveloppe parfaitement distincte. Les fibres aplaties, tassées les unes contre les autres, ont perdu leurs formes et leurs dimensions normales ; quelques-unes, minces et rubanées, n'ont plus que 10 à 12 μ d'épaisseur sur 4 ou 5 centièmes de millimètre de largeur. Cet aplatissement considérable des fibres musculaires tient encore au développement rapide de la tumeur. La lésion de la substance contractile consiste en une atrophie simple. Même dans les fibres les plus aplaties, on retrouve toujours l'état strié de cette substance. Les noyaux du sarcolemme ne présentent pas de trace de segmentation.

En quelques points, par exemple, au niveau de la face profonde de la tumeur sous-mammaire gauche, le tissu pathologique osseux se continue insensiblement avec le tissu musculaire ; sur une coupe pratiquée dans cette région, on assiste en quelque sorte à l'ossification du muscle. Les fibres striées, moins atrophiées que précédemment, sont écartées les unes des autres, dissociées par une abondante production cellulaire. Toutes ces cellules ont déjà les caractères des ostéoblastes et nullement ceux des noyaux du tissu lamineux. D'ailleurs elles sont de très-près suivies de tissu osseux à divers degrés de développement. L'os paraît avec une telle précocité, qu'il n'est pas rare de rencontrer entourées complètement de trabécules à ostéoplastes bien caractérisés des fibres musculaires, qu'on ne saurait méconnaître grâce au pointillé et à la coloration jaune de la substance contractile. Enfin, à une grande distance de la périphérie, les aréoles osseuses contiennent des corps jaunâtres, plus ou moins arrondis, qui représentent certainement les débris ultimes des fibres striées. Ailleurs, l'ossification du périmysium montre un autre aspect. Les fibres lamineuses qui composent le périmysium s'épaississent, s'unissent en faisceaux légèrement ondulés qui s'anastomosent et limitent des mailles remplies d'ostéoblastes ; puis la substance osseuse ne tarde pas à se former autour de ces fibres, élaborée par les ostéoblastes. Parfois, des trabécules homogènes s'insinuent entre les fibres musculaires, et se terminent brusquement en donnant naissance à un grand nombre de fibres arciformes, toutes également chargées d'ostéoblastes.

En définitive, l'ossification se produit dans le tissu lamineux du périmysium, et la substance contractile des fibres striées disparaît par atrophie simple.

Les tumeurs secondaires du cœur, qui contiennent beaucoup de tissu osseux, présentent en quelques points une structure particulière. On y trouve des ostéoblastes en quantité, et d'autre part, une substance intercellulaire. Or, cette substance me paraît être une matière tout à fait comparable à celle des trabécules homogènes déjà décrites. Elle existe partout ; elle forme une grande partie des tumeurs cardiaques. Elle se colore toujours en rose dans le picro-carmin. Le plus souvent parfaitement homogène, elle paraît en quelques points très-finement granuleuse. Tantôt elle forme une couche continue, sans trace d'éléments cellululaires ; tantôt elle se creuse de cavités de dimensions très-variables, et qui toutes renferment des ostéoblastes. Le plus souvent un nombre considérables d'ostéoblastes sont groupés dans ces cavités, formant ainsi des masses teintées en rouge, et dont la coloration tranche nettement sur la nuance plus pâle de la substance fondamentale. Dans les amas volumineux, le centre paraît jaune. A un fort grossissement, on reconnaît que les cellules de la périphérie sont intactes, bien développées, tandis que celles du centre sont petites, sans noyau distinct, atrophiées. Sans doute, ces cellules centrales ont péri étouffées par le développement excessif des cellules périphériques, que gêne la résistance des parois de la cavité. Cette dégénérescence, se propageant du centre à la périphérie peut frapper une masse cellulaire tout entière. A un degré de plus, ces éléments peuvent sans doute se se résorber, être remplacés par un liquide et donner ainsi naissance à une sorte de kyste. Très-probablement cette dégénérescence a présidé à la formation des cavités kystiques rencontrées dans la zone antérieure de la tumeur primitive.

V.

NATURE DE CETTE TUMEUR.

J'ai décrit l'aspect extérieur et les caractères histologiques du tissu constituant la tumeur primitive et les tumeurs secondaires ; il faut maintenant aborder une question importante : quelle est la nature de ce tissu et quelle place lui convient dans la classification des néoplasmes ?

Certains enchondromes sont capables de généralisation et peuvent contenir du tissu osseux. Assurément notre tumeur n'est pas un enchondrome. J'ai beaucoup recherché le tissu cartilagineux et je ne l'ai point rencontré. Les tumeurs secondaires étaient très-nombreuses, la tumeur primitive était énorme ; certainement je n'ai point examiné, et cet examen était matériellement impossible, tous les points de cette masse considérable de tissu pathologique. Mais je puis bien avancer que si le cartilage y existait, c'était en proportions tellement minimes, surtout comparativement à la quantité de tissu osseux, qu'il a échappé à de nombreuses préparations et que, il ne pourrait figurer que comme élément tout à fait accessoire dans la composition du tissu pathologique.

D'ailleurs, l'absence du cartilage dans les tumeurs secondaires les moins volumineuses me paraît particulièrement concluante : la tumeur secondaire emporte dans l'organe, souvent éloigné, où elle vient à se développer, le caractère le plus fondamental du tissu néoplasique; ce tissu s'y présente dans un état d'intégrité relatif, exempt des altérations qui peuvent atteindre la tumeur primitive, plus volumineuse et plus ancienne. On ne peut donc admettre que le cartilage ait ici préexisté, et qu'il ait disparu consécutivement, soit par les progrès de l'ossification, soit par ramollissement ou tout autre altération. S'il en était ainsi, le cartilage précéderait l'os dans les tumeurs secondaires, comme dans la tumeur primitive. Or, dans les plus petits noyaux osseux des muscles, à côté des premières périodes du tissu osseux en voie de développement, le cartilage manque constamment.

Des tumeurs fibro-plastiques se développent fréquemment sous le périoste. Ce sont ces tumeurs énormes des membres, du fémur le plus souvent, dans lesquelles on peut rencontrer des masses osseuses volumineuses. Ces néoplasmes sont capables de généralisation. Virchow (1) les décrit sous le nom de sarcômes périostéaux. On sait combien ce terme de sarcôme est vague, indéterminé. Les tumeurs doivent être envisagées comme des maladies des tissus résultant d'une hypergenèse des éléments anatomiques (2). C'est ainsi que les tumeurs fibro-plastiques sont constituées par l'hypergenèse des cellules fibro-plastiques, éléments du tissu lamineux. Dans une classification qui repose sur ce principe, on ne peut donc admettre le terme de sarcôme, qui ne rappelle ni un tissu ni un élément anatomique. Quoi qu'il en soit, Virchow établit trois variétés dans ses sarcômes périostéaux : fibro-sarcôme, chondro-sarcôme, et sarcôme ostéoïde. Cette dernière variété nous intéresse particulièrement. Elle

(1) Pathologie des tumeurs, t. II.

(2) Robin et Littré. Article tumeur. Dict. de médecine.

comprend une partie du groupe des tumeurs ostéoïdes de Muller, que Virchow n'accepte pas comme tel, et qu'il partage entre la tumeur fibro-plastique et l'enchondrôme. C'est ainsi qu'il décrit un chondrôme et un sarcôme ostéoïdes. Dans cette dernière espèce, la généralisation est possible, et les tumeurs secondaires renferment parfois un tissu dur, d'apparence osseuse. Entre une telle tumeur et celle qui fait l'objet de cette étude, il semble qu'il y ait de très-grandes analogies. Mais qui ne voit, après la description que nous avons faite de toutes les variétés du tissu pathologique, combien serait inexacte cette dénomination : sarcôme ostéïde? En premier lieu, il ne s'agit pas d'une tumeur fibro-plastique. Où sont les éléments anatomiques caractéristiques de cette espèce de néoplasme? Sans doute, dans toutes nos productions morbides, il existe du tissu lamineux à divers degrés de développement : cellules étoilées, corps fibro-plastiques, fibres lamineuses. Mais ces divers éléments n'ont ici, comme dans beaucoup d'autres néoplasmes, qu'un rôle très-secondaire. La masse qu'ils représentent est tout à fait minime, comparée à celle que forment les éléments cellulaires d'aspect épithélial et les diverses variétés du tissu osseux. Enfin, ces éléments cellulaires sont trop bien caractérisés, leur analogie avec les ostéoblastes est trop évidente, pour qu'il soit permis de les confondre avec les noyaux du tissu lamineux. Ils en diffèrent au triple point de vue de la forme, des dimensions, et surtout de l'évolution. Le noyau du tissu lamineux, poursuivant son évolution, deviendra corps fibro-plastique, et le corps fibro-plastique produira des fibres lamineuses. Cette cellule, d'aspect épithélial, donne fatalement naissance à du tissu osseux et à du tissu osseux seulement.

La dénomination d'ostéoïde, jointe à celle de tumeur fibro-plastique (sarcôme ostéoïde), ne convient pas davantage a nos néoplasmes. Virchow a décrit sous ce nom un tissu normal qui, dans la marche naturelle de l'ossification, précéderait le véritable tissu osseux. Pour MM. Cornil et Ranvier, la description de Virchow s'appliquerait plutôt à un tissu pathologique, qu'on rencontre sous les os longs, atteints de rachitisme. Ces formations ostéoïdes présentent, au lieu de corpuscules osseux et de lamelles parallèles, des corpuscules anguleux, au sein d'une substance fondamentale homogène ou parsemée de granulations calcaires distinctes (1). Quelque chose d'analogue existe dans nos productions morbides : c'est ce tissu à trabécules homogènes, réfringentes, et quelquefois anastomosées, qui se rencontre surtout dans les tumeurs secondaires de la première variété. Plus loin, nous verrons que ces trabécules ressemblent moins au tissu ostéoïde, ainsi caractérisé, qu'à certaines modifications que subit le tissu lamineux envahi par l'ossification. D'ailleurs, rien n'autoriserait à donner ici à ce tissu, composé de

(1) Cornil et Ranvier. Manuel, page 225.

trabécules homogènes, une importance aussi considérable. Il est peu répandu, et n'existe qu'à l'état transitoire. Le tissu osseux est beaucoup plus abondant et représente le terme définitif vers lequel, poursuivant leur développement, tendent toutes les variétés du tissu pathologique. A tous ces titres, le tissu osseux mérite beaucoup plus d'être pris comme élément caractéristique de nos néoplasmes.

Les tumeurs à médullocelles et à myéloplaxes sont constituées par l'hypergenèse des éléments spéciaux de la moelle osseuse. Elles doivent donc être distinguées des tumeurs fibro-plastiques, au point de vue anatomique. Elles en diffèrent également au point de vue clinique (1).

Notre tumeur ne peut rentrer dans cette espèce. Les myéloplaxes n'y existent point. Jusqu'à présent, du moins, rien n'autorise à confondre les ostéoblastes et les médullocelles. Quels que soient les origines et les rapports encore peu connus de ces éléments anatomiques, ils n'ont ni le même aspect ni les mêmes fonctions. Comparez à la description des ostéoblastes celle que donne M. le professeur Robin des médullocelles (2). Myéloplaxes et médullocelles se trouvent encore dans la moelle des os arrivés au terme de leur développement, et ne forment pas

(1) Dict. encyclop., t. IX, 2e série. Pathologie de la moelle des os.

(2) Dict. encyclop., t. IX, 2e série. Anatomie de la moelle des os.

de substance osseuse; les ostéoblastes appartiennent aux périodes embryonnaires, et jouent un rôle important dans le développement du tissu osseux. Les tumeurs myéloïdes sont, dans la grande majorité des cas, locales, et par conséquent bénignes; dans l'observation que nous avons rapportée, la généralisation a pris des proportions qu'on lui voit rarement atteindre, même dans les plus graves des néoplasmes. Enfin, dans les myéloïdes, comme d'ailleurs dans la plupart des tumeurs fibro-plastiques d'origine périostique, l'ossification est un fait accidentel qui pourrait manquer: caractère qu'ont exprimé quelques auteurs, en qualifiant ces tumeurs d'ossifiantes; mais ici l'ossification est le but, le terme définitif vers lequel évolue le tissu pathologique. Ce n'est pas parce qu'il avoisine un périoste, un tissu quelconque capable de produire de l'os, que ce tissu pathologique s'ossifie, mais bien parce qu'il porte en lui le germe d'une ossification fatale ; parce qu'il ne peut se développer, accroître sa masse, sans donner naissance à du tissu osseux parfaitement caractérisé. Si bien que plusieurs tumeurs secondaires sont composées d'un tissu osseux comparable au tissu compacte d'une diaphyse. Donc, tous ces néoplasmes sont véritablement osseux, et non pas seulement ossifiants.

Muller, donnant une même interprétation à un certain nombre de tumeurs osseuses malignes, a créé le groupe des tumeurs ostéoïdes. Nous avons vu que

Virchow partage ces tumeurs entre l'enchondrôme et la tumeur fibro-plastique. MM. Cornil et Ranvier (1), conservent au contraire le groupe ostéoïde. D'après ces auteurs la composition de l'ostéoïde, est complexe : on y trouve divers tissus, ostéoïde, fibreux, cartilagineux, et de plus des îlots nombreux de calcification. Nous avons donné plus haut les caractères du tissu ostéoïde. Le tissu osseux avec corpuscules à prolongements nombreux et ramifiés et substance fondamentale lamellaire ne se rencontre généralement pas dans ces tumeurs. Or, on sait que le titre osseux forme une grande partie de notre tissu pathologique. Cette considération et celles que nous avons présentées à propos du sarcôme ostéoïde de Virchow ne permettent donc pas de considérer notre néo-plasme comme un ostéoïde.

L'ostéôme a pour caractère principal la présence constante d'un tissu osseux bien développé. Nos productions morbides répondent à ce caractère: elles peuvent donc appartenir à l'espèce ostéôme. Mais si l'on en considère les caractères cliniques, on ne leur trouve pas de place dans cette espèce ostéôme, telle que la comprennent aujourd'hui la plupart des auteurs. Cependant le professeur Broca pense que des tumeurs purement osseuses peuvent se comporter à la manière des tumeurs malignes. A l'article généralisation de son *Traité des tumeurs*, l'auteur pose la question de savoir si certaines tumeurs composées

(1) Manuel, p. 225.

d'un véritable tissu osseux sont capables de généralisation. Il répond par l'affirmative et cite deux faits remarquables dus l'un à Baillie (1), et l'autre à Laub, chirurgien allemand (2). Dans l'observation plus complète et détaillée de Laub, il s'agit d'une tumeur énorme de la cuisse ; le malade meurt dans un état de cachexie avancée; à l'autopsie, on trouve de nombreuses tumeurs secondaires dans les poumons. Or toutes ces tumeurs présentaient une consistance osseuse (ostéam duritiem) et quelques-unes semblaient composées d'une sorte de tissu compact (lapideam substantiam). Assurément, voilà de grandes analogies avec les tumeurs secondaires de notre malade. Malheureusement l'examen histologique manque, et Laub ne dit pas s'il existait ou non du tissu cartilagineux dans la tumeur primitive, ou dans les tumeurs secondaires. Quoi qu'il en soit, notre observation confirme la conclusion de M. Broca; elle prouve bien que des tumeurs purement osseuses peuvent se généraliser.

Si toutes ces interprétations ne paraissent pas pleinement satisfaisantes, voici celle que nous proposons, la donnant d'ailleurs sous toute réserve ; l'observation d'un seul fait ne peut évidemment pas permettre une conclusion définitive. Un principe admis dans

(1) Traité d'anatomie pathologique. Traduction française. 1805.

(2) Acta medico-physica curiosorum naturæ. Nuremberg, 1727.

la plupart des classifications des néoplasmes est le suivant: Comparer les tissus néoplastiques aux tissus normaux; en d'autres termes, étant donné un tissu pathologique, chercher quel est le tissu normal dont il dérive directement, ou dont il est l'homologue. Si l'on se reporte aux descriptions que nous avons données de la tumeur primitive et des tumeurs secondaires, l'on sera bien vite convaincu que ce tissu normal est clairement désigné. C'est le tissu lamineux en voie d'ossification. Les types de tous nos tissus morbides se retrouvent dans le développement des os de la voûte du crâne et correspondent nettement aux diverses périodes de ce développement.

VI.

OSSIFICATION DANS LE TISSU LAMINEUX.

Pour rendre cette démonstration plus complète, j'ai recherché l'état actuel de nos connaissances sur le développement du tissu osseux dans le tissu lamineux. Il existe un certain nombre de travaux importants sur ce sujet: un mémoire de M. le professeur Robin, un chapitre de Kœlliker dans son traité d'embryologie, la thèse de M. Ranvier, un mémoire de Le Courtois, inséré dans les Bulletins de la Société anatomique pour 1870, etc. Je citerai particulièrement le mémoire d'un auteur allemand,

J. Wolff, analysé dans la *Revue des sciences médicales* (1); c'est le travail le plus récent, il m'a été très-utile pour la rédaction de ce chapitre. J'ai fait aussi un certain nombre de préparations sur des embryons de brebis et de chat; elles m'on permis de bien comprendre les analogies entre les diverses formes du tissu pathologique et les diverses périodes de l'ossification.

Entre le péricrâne et la dure-mère, s'étend une couche de tissu lamineux, destiné à la formation de la voûte osseuse (2). Ce tissu peu à peu prend un aspect fibrillaire et se transforme en une sorte de tissu fibreux, à mesure qu'on se rapproche des trabécules osseuses. Ces faisceaux, parfaitement homogènes, doués d'une consistance supérieure à celle du tissu fibreux ordinaire, sont pressés les uns contre les autres, souvent parallèles, quelquefois légèrement ondulés. Ils s'envoient quelques anastomoses très-courtes. Entre ces faisceaux de divers ordres, paraissent quelques cavités extrêmement étroites, véritables fentes à contours irréguliers où l'on distingue difficilement des traces d'éléments cellulaires. Ces cellules sont petites, rétractées, sans noyau bien apparent, et semblent avoir subi une atrophie considérable. Ainsi constitué, ce tissu fibrillaire ou fibreux ne ressemble pas de tout point au tissu fibreux vulgaire ; ce n'est point davantage du tissu osseux. Le picro-

(1) Revue des sciences médicales, 1875.
(2) Planche II, fig. 2.

carminate le colore en rose. D'après Wolff, il a les mêmes réactions que le tissu conjonctif. Mais comme la consistance en est supérieure à celle du tissu fibreux, il est probable que des sels calcaires l'ont imprégné déjà, au moins dans le voisinage des trabécules osseuses. Cette imprégnation doit être bien intime, car ces faisceaux sont homogènes, et ne rappellent nullement l'aspect granuleux de la substance fondamentale du cartilage en voie d'ossification. Dans cette couche fibrillaire, les vaisseaux sont très-rares; ils ne reparaissent qu'à une époque plus avancée, ou plus près du tissu osseux.

Ces fibres figurent en quelques points des séries d'arcades plus ou moins régulières; de là, le nom de fibres arciformes qu'on leur a donné. Dans plusieurs régions, ces fibres arciformes sont particulièrement remarquables; par exemple, dans l'ossification sous-périostique des côtes.

A une période plus avancée, ou, si l'on veut, plus près d'une trabécule osseuse, on voit paraître de nouvelles modifications dans le tissu d'ossification. Les faisceaux s'écartent, les fentes qui les séparaient deviennent des mailles de plus en plus larges; des vaisseaux nouveaux se développent et des cellules particulières apparaissent. Ces cellules, J. Wolff, propose de les nommer cellules formatrices, mais elles sont connues depuis quelque temps déjà sous le nom d'ostéoblastes, que leur a donné Gegenbaür, le premier auteur qui les ait décrites, et qui, surtout, ait bien saisi leur fonction. Wolff présume encore que, simultanément, il se produit une diapédèse de leucocytes hors des jeunes vaisseaux, mais il ne dit rien du rôle ni de la destinée ultérieure de ces éléments. L'apparition des ostéoblastes est ici le phénomène le plus important. On sait que ces cellules sont destinées à l'élaboration de la substance fondamentale osseuse, et à la formation des éléments cellulaires de cette substance. Leur rôle est donc considérable. Leur origine est assez obscure : il est difficile de les faire provenir des cellules atrophiées du tissu fibrillaire.

Les ostéoblastes sont relativement volumineux, de 20 à 25 μ ; de forme variable, arrondie, cubique, cylindrique, ovalaire, polyédrique. Ils ont une grande analogie d'aspect avec les cellules épithéliales ; l'analogie est complète, lorsque disposés le long d'une fibre arciforme, ou d'une trabécule osseuse, ils figurent un revêtement cellulaire régulier. Tous possèdent un noyau vésiculeux et quelquefois deux : il est fréquent d'y trouver des traces de segmentation. Ce noyau, arrondi, ou légèrement ovalaire, large de 12 à 14 μ, renferme des granulations groupées autour de un, deux ou même trois nucléoles brillants. Quant au protoplasme, il est granuleux et toujours dépourvu d'enveloppe. On réussit à dissocier des ostéoblastes sur une coupe mince de la voûte crânienne, en la dilacérant pendant longtemps avec les aiguilles. Au voisinage des débris de trabécules osseuses, on finit par découvrir des ostéoblastes, suffisamment isolés pour que l'on puisse en étudier les caractères.

L'agrandissement des mailles interfasciculaires est dû, non-seulement au développement des vaisseaux, mais aussi très-probablement à la résorption d'un certain nombre de fibrilles, ou bien encore à une distribution nouvelle de la substance qui constitue ces fibrilles. Les fibres persistantes s'anastomosent et forment ainsi un réseau dont les mailles sont remplies d'ostéoblastes. On y trouve des vaisseaux. La disposition des ostéoblastes est bien remarquable : toujours ils sont accolés aux parois des cavités interfibrillaires, où ils forment une couche continue. Lorsque la trabécule de substance homogène qui les supporte est coupée perpendiculairement à sa direction, elle paraît entourée d'une couronne d'ostéoblastes. Nous verrons que la plupart de ces trabécules homogènes perdent leur individualité, et disparaissent, confondues dans la masse de substance fondamentale qui va se développer autour d'elles. Mais il en est quelques-unes dont la destinée est plus haute, et qui d'ailleurs se distinguent déjà : ce sont les fibres perforantes de Sharpey. Elles sont plus épaisses, plus étendues. Par exemple, parties de la zone centrale de la membrane d'ossification, elles traversent la zone intermédiaire, et vont se perdre à la surface externe de cette membrane, où plus tard se développera la table externe. On les observe bien, à l'union de la voûte et de la base du crâne, dans cette région où les deux ossifications fibreuse et cartilagineuse viennent à se rencontrer.

Cette couche du tissu d'ossification, que caractérise surtout l'apparition des ostéoblastes, n'est point très-épaisse; tandis que la transformation fibrillaire occupe une grande étendue de la membrane d'ossification, jamais les ostéoblastes ne se montrent qu'à une petite distance des trabécules osseuses.

C'est que, en effet, les premières traces de la substance osseuse fondamentale suivent de très-près la production des ostéoblastes. Il est incontestable que ces éléments jouent un grand rôle dans le développement de cette substance : elle ne paraît jamais sans avoir été précédée par les ostéoblastes ; et, d'autre part, quand le développement des trabécules osseuses est terminé, ces éléments disparaissent. Plusieurs caractères distinguent la substance fondamentale osseuse du tissu homogène des fibres arciformes ou conductrices : elle est plus granuleuse; si la pièce conservée dans le liquide de Muller est ensuite colorée par le carmin, tandis que les fibres conductrices sont teintées en rose, la substance fondamentale garde une coloration verdâtre. Enfin, cette substance est creusée de petites cavités, d'autant plus rapprochées qu'elles sont de formation plus récente, généralement ovalaires, anguleuses :

ces cavités sont les ostéoplastes, dans lesquels on distingue encore très-bien un corps cellulaire atrophié, pourvu d'un noyau rétracté et coloré en rose : c'est la cellule osseuse.

D'après J. Wolff, la substance osseuse fondamentale résulte de l'activité nutritive des cellules formatrices, et non comme le croît Waldeyer, de l'imprégnation calcaire de ces éléments anatomiques. La preuve qu'il en est ainsi, c'est que les ostéoblastes, après leur inclusion dans la substance fondamentale où ils deviennent cellules osseuses, continuent à vivre et à fonctionner. Les jeunes cellules osseuses, d'abord très-rapprochées, s'éloignent de plus en plus, ce qui ne peut avoir lieu que par l'accroissement dela substance intercellulaire.

Une couche de substance osseuse se dépose ainsi autour d'une fibre condutrice, elle s'accroît ensuite progressivement, et la fibre conductrice finit par disparaître, à moins qu'elle ne devienne une fibre de Sharpey.

Le phénomène de l'inclusion de l'ostéoblaste s'observe très-bien sur les bords d'une trabécule en voie d'ossification. Au voisinage d'un ostéoblaste, la substance osseuse s'échancre en coup d'ongle, de plus en plus profondément : puis les deux extrémités de l'échancrure se rejoignent au-devant de la cellule qui se trouve ainsi définitivement emprisonnée. Cependant, les caractères de cette cellule vont se modifiant de plus en plus : elle semble s'atrophier ;

le noyau devient petit, irrégulier, moins distinct. Dans la jeune trabécule osseuse, ce corps cellulaire se colore encore en rose par le picro-carminate; mais plus tard, lorsque le développement est terminé, l'ostéoplaste, avec ses prolongements déliés et ramifiés, présente une teinte sombre, noirâtre, et semble ne plus renfermer de substance cellulaire susceptible de coloration.

Ainsi se forme une trabécule osseuse. Elle croît ensuite en longueur et en épaisseur. L'allongement se produit par l'ossification progressive des fibrilles de ce tissu fibrillaire homogène, qui précède le tissu osseux. Quant à l'accroissement en largeur, il se produit autrement : les ostéoblastes reposent directement sur le bord de la trabécule osseuse, où ils forment une rangée d'aspect épithélial. Ces cellules s'enfoncent graduellement dans la substance fondamentale qu'elles développent autour d'elles ; et quand elles ont disparu par inclusion, de nouvelles cellules paraissent derrière elles, jusqu'au terme du développement : alors elles ne se reproduisent plus.

Pendant cette période, avant la disparition des ostéoblastes, toute l'épaisseur de la trabécule ne présente point, traitée par le picro-carmin, la même coloration ; la partie périphérique se distingue de la partie centrale. Sur les bords, existe une bande de coloration rouge très-finement granuleuse ou homogène, avec ostéoblastes en voie d'inclusion, bande d'autant plus large que la trabécule est plus jeune ;

quant à la partie centrale, elle est colorée en jaune, et se montre pourvue d'ostéoplastes plus espacés, avec prolongements fins et ramifiés.

Un certain nombre de trabécules ainsi développées s'anastomosent, et forment une sorte de tissu spongieux, Les aréoles de ce tissu, d'abord très-larges, se rétrécissent peu à peu grâce à l'épaississement des cloisons. Au début, elles renferment surtout des ostéoblastes, plongés dans un tissu de corps fibro-plastiques, ou de cellules étoilées. On y reconnaît également quelques vaisseaux à parois embryonnaires. Les ostéoblastes disparus, il reste du tissu lamineux et des vaisseaux.

A ce moment, on distingue dans ces aréoles spongieuses les éléments de la moelle osseuse, les médullocelles. Bientôt se constituent les canalicules de Havers, quand ils doivent exister, dans les grosses trabécules, et dans les tables de tissu compact.

Il est très-intéressant d'établir une comparaison entre les diverses variétés du tissu pathologique et les divers stades de l'ossification dans le tissu lamineux. De cette comparaison ressort clairement ce fait que chacune des variétés de ce tissu se trouve représentée par l'une des périodes que parcourt l'ossification.

Un élément anatomique domine dans toutes nos tumeurs : il y existe partout, abondamment répandu; c'est une cellule d'aspect épithélial. L'analogie, ou plutôt l'identité de cette cellule avec l'ostéoblaste ne saurait être mise en doute. J'ai examiné un grand nombre de ces éléments, pris tantôt dans une tumeur secondaire ou dans la tumeur principale, tantôt dans la membrane d'ossification de la voûte crânienne, et constamment je leur ai trouvé des caractères tout à fait semblables. Mêmes dimensions de 25 μ en moyenne, même tendance à la polymorphie, même aspect épithélial; noyaux identiques, de 12 à 14 μ, vésiculeux, pourvus de granulations et de nucléoles, offrant souvent des traces de segmentation; enfin et surtout, même rapport constant avec les formes primordiales du tissu osseux.

Le tissu lamineux à l'état fibrillaire est très-répandu dans nos productions morbides; qu'est-ce autre chose que ce tissu composé de trabécules fines, anastomosées, homogènes, dépourvues d'éléments cellulaires et qui, en certains points, se continuent manifestement avec des trabécules osseuses parfaitement caractérisées. Nous avons vu que parfois, au lieu de fibrilles réunies en faisceaux, cette substance homogène, toujours colorée en rose par le picro-carmin, se dispose en couches, en nappes plus ou moins épaisses. Une disposition analogue existe dans les portions périphériques des tumeurs secondaires du cœur.

La deuxième période est largement représentée : les mailles du tissu fibrillaire s'élargissent et se remplissent d'ostéoblastes. Comparez cet état de l'ossification avec le tissu pathologique décrit dans les tumeurs secondaires de la première variété : l'analogie est complète. Ici, comme dans la membrane d'ossification, les fibres conductrices ont souvent une disposition rayonnée ou arciforme ; et c'est également sur ces fibres que s'appliquent les ostéoblastes. Et lorsque la fibre est coupée perpendiculairement à sa direction, on a sous les yeux, dans les deux cas, un corps arrondi, ou ovalaire, homogène, entouré d'une couronne plus ou moins régulière d'ostéoblastes. Si la disposition en trabécules, en fibrilles est moins manifeste, les ostéoblastes paraissent disséminés au milieu d'une substance fondamentale homogène, comme dans les tumeurs secondaires du cœur.

Dans la troisième période, se montre le jeune tissu osseux. Or, en beaucoup de points de nos tumeurs, primitives ou secondaires, ce tissu est très-répandu, Le tissu osseux de la plupart des tumeurs de la première variété présente précisément ces caractères : trabécules encore peu développées, colorées en rose dans toute leur épaisseur, et pourvues de cavités anguleuses, résultant de l'inclusion récente des ostéoblastes. Les aréoles contiennent, dans les deux cas, des ostéoblastes très-nombreux. Dans les deux cas encore, qu'il s'agisse du tissu pathologique ou du tissu normal d'ossification, l'inclusion des ostéoblastes et la formation des cellules osseuses ont lieu par le même mécanisme.

Les tumeurs secondaires de la troisième variété représentent les autres périodes de l'ossification. Le tissu osseux y prend graduellement les caractères qu'il présente à l'état de développement complet. La coloration jaune, indice d'un développement plus avancé, est très-répandue dans les trabécules osseuses ; les ostéoplastes étroits, allongés, sont pourvus de longs prolongements fins et ramifiés. En d'autres points, les ostéoblastes ont disparu sur les bords des trabécules osseuses ; les médullocelles se montrent dans les aréoles spongieuses ; enfin, des canalicules de Havers, paraissent accompagnés de nombreuses ébauches de systèmes lamellaires.

Entre notre tissu pathologique et celui d'une membrane fibreuse d'ossification, il y a donc de très-grandes analogies qui permettent de les rapprocher au même titre qu'on rapproche l'épithéliome du tissu épithélial. Une différence existe cependant ; celle d'ailleurs qui sépare par exemple, l'épithéliome pavimenteux de l'épithélium normal du même nom : dans son développement, le tissu pathologique subit de nombreuses déviations qu'on n'observe pas dans le développement du tissu normal.

Dans la membrane d'ossification, toutes les périodes se succèdent avec une grande régularité et restent par rapport les unes aux autres dans des proportions constantes ; c'est sinsi que ce tissu, de l'état embryonnaire, s'élève peu à peu et par une série de gradations ascendantes, jusqu'à l'état de tissu osseux définitif, sans subir dans cette longue évolution ni retard, ni déviations d'aucune nature. La marche de l'ossification pathologique est différente. Les périodes de l'ossification ne se succèdent pas avec une telle régularité. Le tissu pathologique peut s'arrêter à l'une de ces périodes, s'immobiliser en quelque sorte dans le type osseux qui la représente, et au lieu de passer à une période plus élevée, reproduire continuellement ce même type. Ainsi s'explique le développement en quelques points considérable du tissu fibrillaire, les proportions souvent démesurées de certaines trabécules uniquement composées de jeune tissu osseux, et surtout la profusion avec laquelle sont partout répandus les ostéoblastes.

VII

CONCLUSION.

Il est facile maintenant de résoudre la question que nous nous sommes posée : quelle dénomination convient à cette tumeur, et quelle place parmi les néoplasmes ?

En définitive nous avons affaire à un tissu osseux bien caractérisé : tous les autres tissus que nous avons rencontrés ne sont que des formes intermédiaires : le tissu pathologique, poursuivant son évolution naturelle, tend manifestement à la production d'une substance osseuse. Il s'agit donc d'un ostéôme. Pour en rappeler le caractère clinique, il faudrait dire ostéôme malin. De plus, il conviendrait aussi de noter ce caractère anatomique non moins important que l'ossification évolue dans le tissu lamineux et non dans le tissu cartilagineux. Une pareille dénomination serait sans doute exacte : ostéôme malin reproduisant le type de l'ossification dans le tissu lamineux. Mais, outre qu'elle aurait l'inconvénient d'être longue et complexe, une autre considération doit encore nous la faire écarter. Il existe en effet dans le tissu pathologique un élément peut-être plus caractéristique que le tissu osseux lui-même. C'est l'ostéoblaste de Gegenbaür. Partout où se produit de l'os, l'ostéoblaste intervient : il est la condition manifestement indispensable à cette production de la substance fondamentale, aussi bien à l'état pathologique qu'à l'état physiologique. Enfin, il existe en bien des points où le tissu osseux n'a pas encore paru. C'est donc cet élément anatomique qui porte en lui la caractéristique la plus fondamentale de toutes nos productions morbides, à savoir : une extraordinaire tendance à produire du tissu osseux. Voilà pourquoi la meilleure dénomination qui convienne à une pareille tumeur me paraît être celle de : *tumeur à ostéoblastes*.

Cette dénomination nous permet de rapprocher cette tumeur d'autres néoplasmes : ceux à médullocelles et ceux à myéloplaxes. Ainsi se trouve en quelque sorte complétée une famille très-naturelle de produits néoplasiques, dus tous à l'hypergenèse des éléments cellulaires spéciaux du système osseux. Sans doute, tous n'ont point les mêmes caractères au point de vue anatomique, ni surtout au point de vue clinique. Les tumeurs à myéloplaxes sont généralement locales et bénignes. La tumeur à ostéoblastes, au contraire, au moins d'après le fait que nous avons observé, serait beaucoup plus grave, funeste même, à l'égal du cancer. Mais, il en est ainsi dans la plupart des autres familles des néoplasmes : les tumeurs du tissu lamineux ou du tissu épithélial, n'ont pas toutes la même évolution ni la même gravité.

D'ailleurs dans ce groupe des tumeurs à médullocelles, à myéloplaxes et à ostéoblastes, les différences de l'état pathologique s'expliquent par des différences de l'état physiologique. Tous ces éléments cellulaires, quels que soient d'ailleurs leurs origines et leurs rapports, n'ont ni la même fonction, ni la même activité.

Les ostéoblastes appartiennent à une période embryonnaire du tissu osseux : ils président au développement de ce tissu, et se multiplient eux-mêmes avec une extrême activité : on sait avec quelle profusion, supérieure sans doute aux besoins de l'ossification, ils sont répandus autour des jeunes trabécules osseuses. Cette activité qu'ils possèdent à l'état normal, ces éléments la transportent à l'état pathologique ; de là, l'accroissement rapide de la tumeur primitive, la production des tumeurs secondaires, la cachexie fatale qu'engendre tout néoplasme capable d'un tel accroissement local et d'une telle généralisation.

TABLE

EXPLICATION DES PLANCHES.

PLANCHE I.

Fig. 1. Coupe donnant l aspect général d'une tumeur secondaire de la première variété.

A. Trabécules osseuses à ostéoplastes bien caractérisés.

B. Trabécules homogènes coupées perpendiculairement à leur direction.

D. Les mêmes suivant leur direction.

C. Cellules d'aspect épithélial dispersées dans un tissu de corps fusiformes et de cellules étoilées. Les mêmes autour des trabécules osseuses et des trabécules homogènes.

Fig. 2. Cellules d'aspect épithélial. Ostéoblastes.

A. Diverses formes.

B. Cellules en voie de segmentation.

Fig. 3. Ostéoblastes dans le tissu de corps fibro-plastiques.

Fig. 4. Ostéoblastes et trabécules homogènes.

PLANCHE II.

Fig. 1. Préparation représentant le tissu osseux qui compose la majeure partie des tumeurs secondaires de la deuxième variété.

A. Aréoles renfermant des ostéoblastes, des corps fusiformes et parfois des vaisseaux capillaires

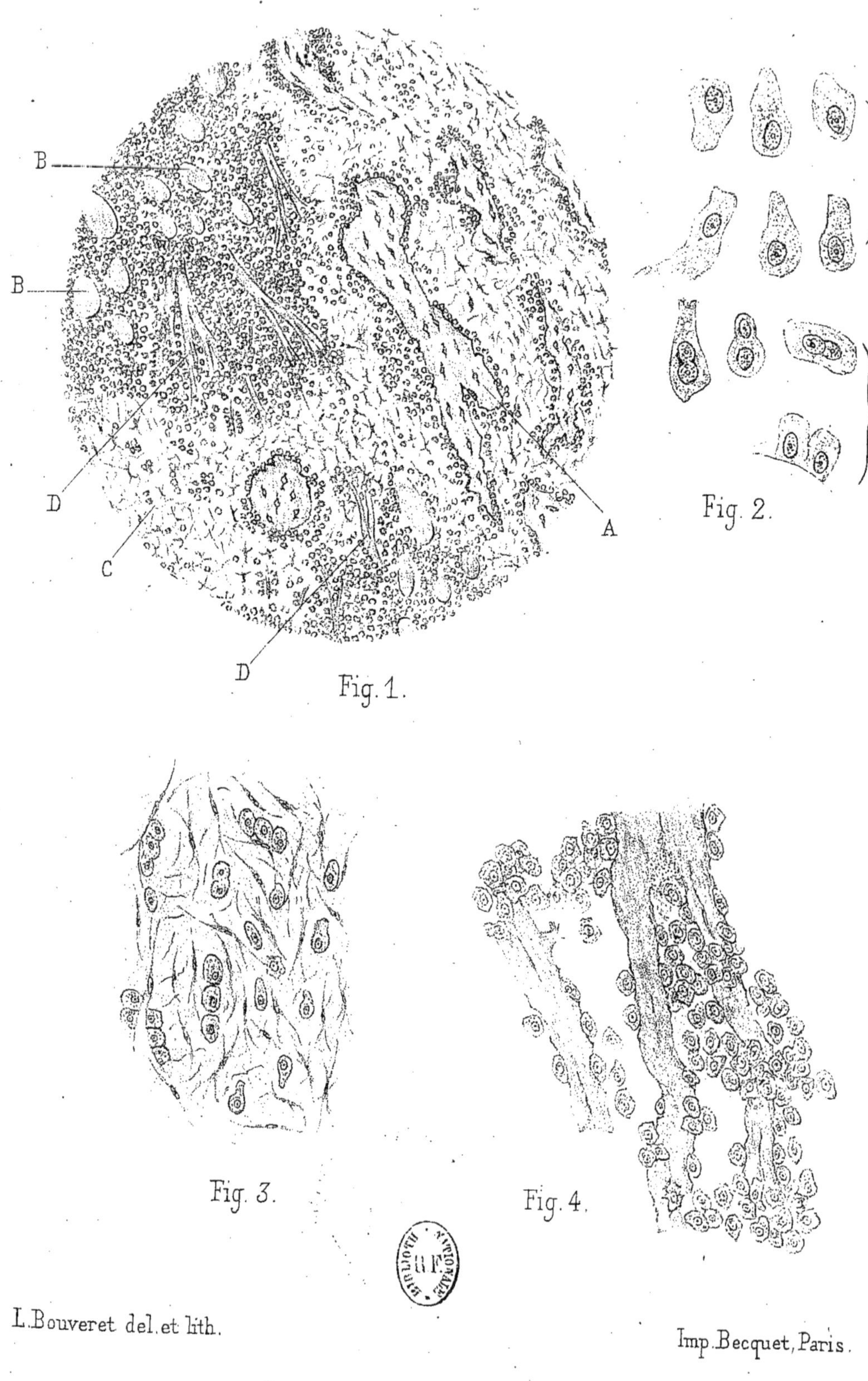

Fig. 1.

Fig. 2.

Fig. 3.

Fig. 4.

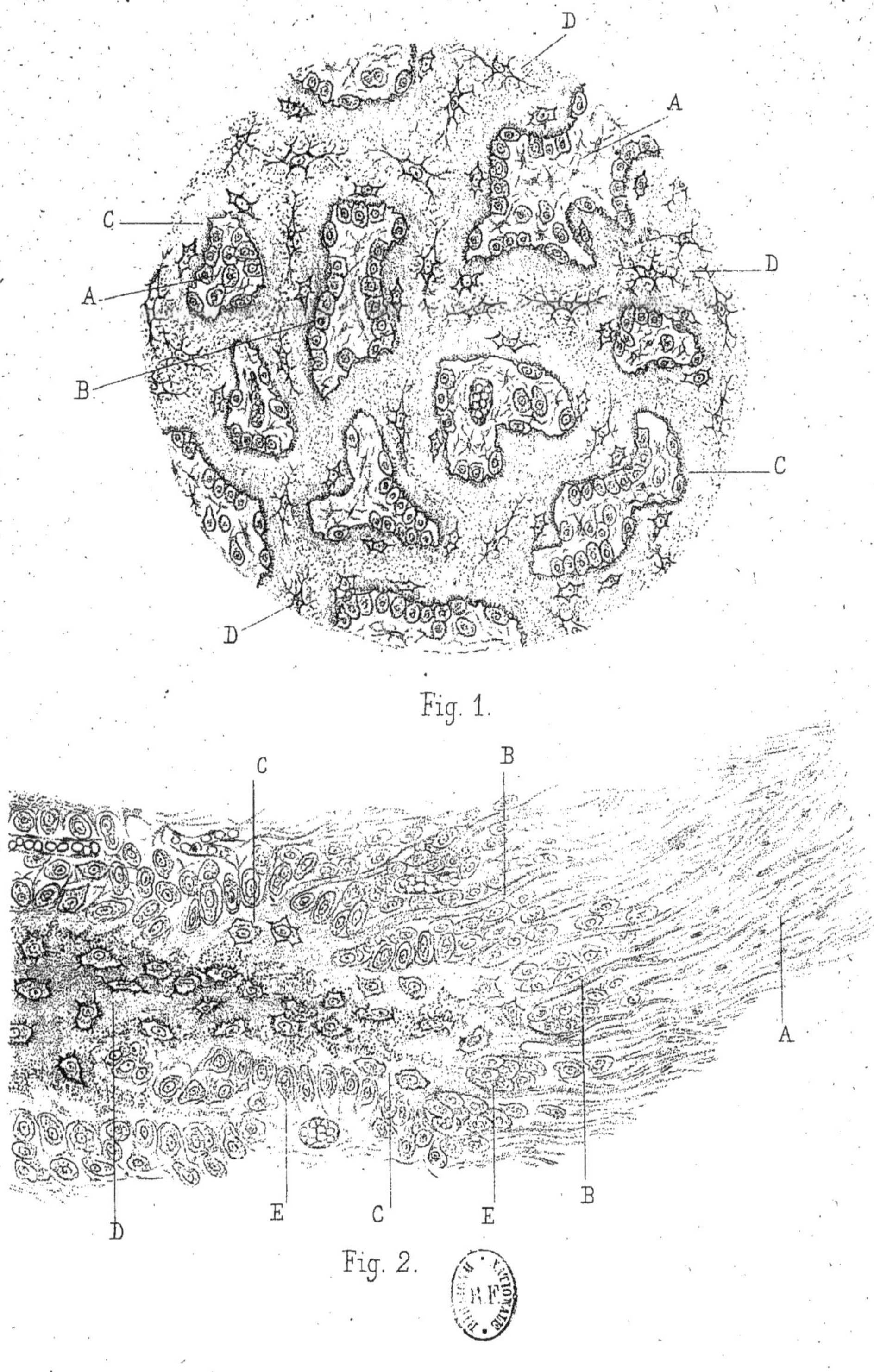

Fig. 1.

Fig. 2.

L. Bouveret del. et lith.

Imp. Becquet, Paris.

B. Ostéoblastes appliqués contre une trabécule osseuse, simulant un revêtement épithélial.

C. Zone marginale des trabécules. Jeune tissu osseux. Ostéoplastes à contours anguleux sans prolongements bien marqués.

D. Zone centrale de la trabécule. Ostéoplastes à prolongements fins et ramifiés.

Fig 2. Extrémité d'une trabécule osseuse en voie de développement dans la voûte du crâne. Embryon de chat, long de 6 centimètres.

A. Tissu lamineux à l'état fibrillaire.

B. Trabécules homogènes, se continuant avec le tissu fibrillaire et le jeune tissu osseux.

C. Jeune tissu osseux. Ostéoplastes larges à contours anguleux.

D. Tissu osseux plus ancien. Ostéoplastes à prolongements déjà manifestes.

E. Ostéoblastes.

Paris. A. PARENT, imprimeur de la Faculté de Médecine, rue M^r-le-Prince, 31.

www.ingramcontent.com/pod-product-compliance
Ingram Content Group UK Ltd.
Pitfield, Milton Keynes, MK11 3LW, UK
UKHW012246240726
13966UKWH00004B/1318